Diana Helfrich

Ich glaub, ich hab da was für Sie!

W0035514

mosaik

Diana Helfrich

Ich glaub, ich hab da was für Sie!

Ihr Gesundheitsberater für den Alltag

Geheimtipps von der
Apothekerin Ihres Vertrauens

Mit Illustrationen von Robert Helfrich

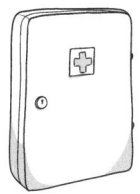

mosaik

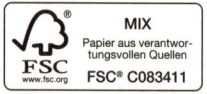

Verlagsgruppe Random House FSC® N001967

 Dieses Buch ist auch als E-Book erhältlich.

1. Auflage
Originalausgabe Oktober 2019
Copyright © 2019: Mosaik Verlag, München,
in der Verlagsgruppe Random House GmbH,
Neumarkter Str. 28, 81673 München
Illustrationen: © Robert Helfrich
Umschlag: *zeichenpool, München
Umschlagmotiv: © Stephanie Brinkkoetter (Autorenfoto), © shutterstock/Arefyeva
Victoria, shutterstock/Marya Kutuzova, shutterstock/Julia August (Illustrationen)
Redaktion: Ruth Wiebusch
Satz: Satzwerk Huber, Germering
Druck und Bindung: CPI books GmbH, Leck
Printed in Germany
JE · CB
ISBN 978-3-442-39357-2
www.mosaik-verlag.de

Inhalt

Kapitel 2: Hatschi, Schneuz und Schnief

Kapitel 4: Die Haut – Geschnitten oder geschürft?

Kapitel 5: »Ich komm nicht runter!«

Kapitel 6: Meine Haus- und Reiseapotheke

Für Till.

Endlich 'ne Beratung.

Einleitung – Und so kam das alles

Von der Apothekerin zur Apothekerin Ihres Vertrauens

Eigentlich bin ich schon sehr lange Journalistin, aber wenn man die Approbation als Apothekerin hat, kann man grundsätzlich jederzeit wieder einspringen – auch wenn der Job stundenweise längst nicht so gut bezahlt ist, wie man sich das vielleicht vorstellt, und sich die Apothekenarbeit mächtig verändert hat seit meinem Studium. Als ich zuletzt ausgeholfen habe, war meine Tochter ganz aufgeregt: Sie konnte es nicht erwarten, ihre Mutter im weißen Kittel zu sehen, vor einem von diesen Regalen mit den vielen Fächern und mit den unzähligen kleinen Schubladen, als weise Ratgeberin und freundlich lächelnde Respektsperson hinterm Tresen. Ihre Augen haben geleuchtet, als sie mich an der Hand meines Mannes besuchte, wahrscheinlich auch wegen der Traubenzucker-Bonbons und des Tierposters. Aber es trifft nicht nur auf kleine Mädchen zu: Der Beruf der Apothekerin hat für viele selbst heute noch einen gewissen Glanz und Reiz, etwas zwischen Pillen drehen, Menschen helfen und Kaufmannsladen spielen. Doch das waren nicht die Gründe, aus denen ich Apothekerin geworden bin.

Wenn ich ehrlich bin, lag es an zwei anderen Punkten. Zum einen wollte ich möglichst schnell einen Beruf, nicht nur einen Studienabschluss. Sprachen hatten mir in der Schule viel Spaß gemacht, aber ich hatte keine Vorstellung, wie ich meinen Lebensunterhalt damit würde bestreiten können. Insofern habe ich mein Studium nach praktischen Gesichtspunkten ausgewählt. Und da muss man mal sagen: Mit einer Approbation als Apothekerin in der Tasche kann man nicht nur in jeder Stadt arbeiten – in Westerland genauso gut wie in Garmisch-Partenkirchen –, sondern auch in jeglicher Intensität. Nur ein paar Stunden die Woche, weil man gerade einen Armvoll Kinder aufzieht, oder rund um die Uhr, mit eigenem Laden, in der Industrie oder in der Forschung.

Und der zweite Grund? Meine Mutter hat als Apothekerin gearbeitet, ein paar Stunden pro Woche. Ich glaube, ich habe als Kind registriert, dass sie den Job mit einer Mischung aus Freude, Beharrlichkeit und Pragmatismus gemacht hat, und das hat mir gefallen. Und natürlich: dass sie immer eine Idee hatte, wenn es einem von uns nicht so gut ging, wenn was wehtat, nicht wegging, immer wieder kam oder sich seltsam anfühlte … Ich fand es gut, dass meine Mutter uns immer mal wieder den Arztbesuch ersparen konnte, und wenn nicht, dann konnte sie auf alle Fälle einschätzen, was uns geraten worden war oder wonach man besser fragen sollte. Und genau darum geht es ja auch hier in diesem Buch.

Aber es gibt natürlich Gründe, warum ich nicht in der Apotheke geblieben bin, sondern anschließend noch Wissenschaftsjournalismus studiert habe und nun seit 20 Jahren über Arzneistoffe und Heilmethoden in Zeitschriften schreibe. Ich kann mich noch erinnern, wie ich meinen ersten Kunden hatte, in der »Apotheke am Zoo« in Berlin, und er wollte eine Schachtel Aspirin. Was sonst, möchte man fast sagen. Beides ganz typisch: das damals gängigste Schmerzmittel und genau so eine Apotheke, wie man sie sich vorstellt. Mit den mittelbraunen Holzregalen, den Tiegeln und Behältern aus weißem Porzellan mit schwarzer Schrift und vor allem mit diesem ganz spezifischen Geruch nach getrockneten Heilpflanzen, gestärkten Kitteln, Holz, Hustenbonbons und »Medi & Zini«-Stapeln. Der erste Kunde oder die erste Kundin ist natürlich was sehr Aufregendes, aber dadurch, dass ich schnell studiert hatte, war ich wirklich noch sehr jung, keine 25. Und ich weiß noch, dass ich irgendwann dachte: Okay, das mit der Beratung und mit den Menschen ist toll. Aber willst du Aspirin verkaufen, bis du 65 bist? Und ein Großteil des Jobs besteht eben genau daraus. Vor allem, wenn man Notdienst hat. Einmal hatte ich 180 Kunden an einem Ostersonntag, da ist dann nicht mehr viel mit individueller Beratung, und Menschen hat man am Ende des Tages dann bei aller Liebe auch genug gesehen.

Hier kommt mein Vater ins Spiel, ein Wissenschaftler. Wenn er gelegentlich von seiner theoretischen Physik erzählte, haben wir alle natürlich nur Bahnhof verstanden. Wissenschaft und ihre Erkenntnisse können irre schwer zu vermitteln sein, und das hat mich interessiert. Daher der Aufbaustudiengang Wissenschaftsjournalismus, meine Jobs bei Zeitschriften, als Redakteurin, als Ressortleiterin, als Chefredakteurin. Immer mit dem Ziel, das, was ich mal gelernt habe in den langen Tagen am pharmazeutischen Institut der FU Berlin, so unter die Leute zu bringen, dass es interessant, aufschlussreich und dabei immer noch wissenschaftlich fundiert ist. Oder zumindest aus meiner Sicht vertretbar. Denn das habe ich schnell begriffen, als ich anfing, mich mit Gesundheit zu beschäftigen: Es gibt nicht nur *Leitlinien* und durch Studien eindeutig abgesicherte Sachverhalte. Neben den zugelassenen Arzneimitteln, die ihre Wirksamkeit unter Beweis gestellt haben, gibt es die traditionell angewendeten Mittel, es gibt homöopathische Arzneien und Hausmittel. Auch sie haben ihre Berechtigung, zumindest viele von ihnen. Natürlich ist es erstmal das Wichtigste, auf die Evidenz zu schauen, also darauf, was durch Studien belegt ist. Doch wer nur das tut, ist ein guter Wissenschaftler, aber kein guter Apotheker.

Darum spreche ich Sie als »die Apothekerin Ihres Vertrauens« an, nicht als »die pharmazeutisch vorgebildete Wissenschaftsjournalistin Ihres Vertrauens«. Und, weil mein Herz in gewisser Weise immer noch in der Apotheke schlägt. Noch hat jede Einkaufsstraße, jedes Wohngebiet, jede Kleinstadt ihre Apotheke, einen Laden, in den die Leute kommen, damit es ihnen bessergeht. Ich mag, wie nah man damit an den Menschen ist und wie wenig es in der Apotheke darauf ankommt, cool zu sein oder eine Fassade aufrechtzuerhalten. Eine gute Apotheke ist ein Ort, an dem man alles fragen kann, wo nichts zu banal, zu elementar oder zu peinlich ist, und womöglich ist sie sogar ein Ort des kleinen Trostes oder der großen Hilfe.

Und so soll dann auch dieses Buch hier sein – auch wenn ich es definitiv nicht im weißen Kittel geschrieben habe.

Dieses Buch hat einen Beipackzettel

Ein paar Dinge müssen Sie unbedingt wissen, bevor Sie weiterlesen, das ist mir ganz wichtig: **Mein Buch ist nicht wissenschaftlich**, es bezieht sich nicht ausschließlich auf Studienergebnisse und zweifelsfrei gesicherte Erkenntnisse. Vielmehr unternimmt es den Versuch, die Lücke zwischen der (oft ja auch widersprüchlichen oder unklaren) Datenlage und dem Alltag zu schließen – mit einigem Fachwissen, ein paar Jahrzehnten Lebenserfahrung und dem, was gerne mal »gesunder Menschenverstand« genannt wird. Und natürlich mit vielen Informationen und Erkenntnissen der Expertinnen und Experten, die ich in den vergangenen 20 Jahren zu den verschiedensten Gesundheitsthemen interviewen durfte. Auch diese beruhen längst nicht immer nur auf Studien, sondern eben auch auf Erfahrungen.

Es erhebt auch keinen Anspruch auf Vollständigkeit. Das fängt schon damit an, dass längst nicht alle Beschwerden und Zipperlein hineingepasst haben. Aber auch bei den einzelnen Kapiteln gilt: Ich weiß nicht alles! Es kann sein, dass mir etwas entgangen ist – eine Studie, eine Behandlungsoption oder auch nur ein Präparat beziehungsweise Wirkstoff, auf den der eine oder die andere schwört. Gerade bei den pflanzlichen Mitteln ist der Fundus gigantisch, sodass ich mich generell auf die wichtigsten beschränken musste. Außerdem will ich hier noch einmal sagen: Ich mache Fehler! Bei aller Sorgfalt kann das passieren. Und, fast das Wichtigste:

Dieses Buch richtet sich an grundsätzlich Gesunde und gibt allgemeine Hinweise. Es ersetzt unter keinen Um-

ständen den Besuch beim Arzt oder das Lesen des Beipack-
zettels. Wer regelmäßig ein Medikament braucht, wer eine
chronische Krankheit oder beispielsweise Bluthochdruck
hat, darf bestimmte rezeptfreie Arzneien womöglich nicht
nehmen. Sie könnten wechselwirken, oder das Risiko für Nebenwirkungen ist sehr viel höher als normalerweise. Insbesondere wer an der Leber oder Niere dauerhaft erkrankt
ist – über diese beiden Organe werden Arzneistoffe abgebaut beziehungsweise ausgeschieden –, darf meine Informationen nicht eins zu eins übernehmen, sondern muss sehr
viel vorsichtiger im Umgang mit Arzneimitteln und Co. sein.
Und bei Kindern, Schwangeren und Stillenden gelten sowieso andere Regeln. Im Zweifel gilt: Sprechen Sie mit Ihrem
Arzt oder Apotheker.

Zum Schluss noch diese Hinweise: Die *kursiv* geschriebenen
Begriffe werden im Glossar erklärt. Und: Was mir besonders
wichtig ist, ist mit einer kleinen Zeichnung gekennzeichnet.
Desgleichen die Themen, bei denen ich finde, dass da noch
viel ungesagt ist, die Geheimtipp-Dichte also besonders
hoch ist.

Kapitel 1
Schmerz lass nach!

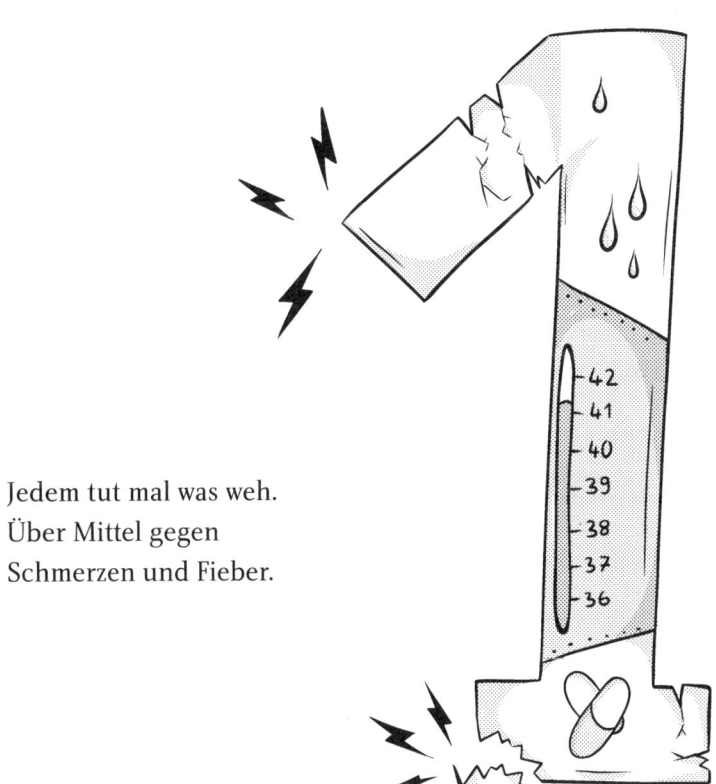

Jedem tut mal was weh.
Über Mittel gegen
Schmerzen und Fieber.

Kopfweh, Zahnschmerzen und Co.

Eigentlich sind Schmerzen ja eine gute Sache. Wenn man sich zum Beispiel versehentlich auf der heißen Herdplatte abstützt, signalisieren sie einem sofort: keine gute Idee! Was du hier tust, schadet deinem Körper. Wenn man sich den Fuß verstaucht hat, sagen sie einem bei jeder Bewegung: Pause, jetzt! Erst durch diese Zwangsauszeit kann sich das Gewebe regenerieren. Ähnlich ist es, wenn man mit einem Infekt flachliegt: Schmerzen zwingen einen stillzuhalten. Die Sache ist nur: Wir sind ja hochentwickelte Lebewesen, und natürlich wissen wir um die Tücken von Verbrennungen und Verletzungen, auch ohne dass der Schmerz uns darauf hinweist. Außerdem können sich Schmerzen verselbständigen und ohne guten Grund, mitunter sogar dauerhaft da sein. Und sie sind unangenehm, so sehr, dass man manchmal wirklich nicht mehr weiß, wohin mit sich selbst. Darum sind wir alle richtig, richtig froh, dass es Schmerzmittel gibt, auch rezeptfreie.

Aber welches soll man nehmen, wenn der Schädel brummt, der Zahn puckert oder das Knie schmerzt? In den letzten Jahren ging es viel um die Frage, was denn besser sei – Aspirin oder Ibuprofen. Wenn ich das jetzt in einem Wort beantworten muss, würde ich sagen: Ibuprofen. Zumindest ist es das Schmerzmittel, das ich immer dahabe. Und das Schmerzmittel, das in den letzten Jahren immer beliebter geworden ist. Aber wie so oft ist es wissenschaftlich betrachtet nicht so eindeutig, auch weil nicht alle Mittel gleichermaßen erforscht sind. Und natürlich gibt es Menschen, die mit dem einen Arzneistoff besser klarkommen als mit dem anderen.

Was dabei aber immer klar ist: Die rezeptfrei erhältlichen Arzneistoffe Ibuprofen, Acetylsalicylsäure (ASS, in Aspirin), Diclofenac und Naproxen, die sogenannten *NSAR* oder nicht-steroidalen Antirheumatika, wirken grundsätzlich alle auf dieselbe Weise – sie hemmen vor allem das Enzym Cyclooxygenase, das für die Bildung von Prostaglandinen gebraucht wird. Diese Botenstoffe mischen im Körper an sehr vielen Stellen mit. Unter anderem verstärken sie die Schmerzwahrnehmung und sorgen dafür, dass das Gehirn die Körpertemperatur höher als normal einstellt, uns also auf »Fieber« programmiert. Außerdem sind Prostaglandine Entzündungsmediatoren: Indem sie an die entsprechenden Rezeptoren andocken, entstehen die typischen Symptome wie Rötungen, Schwellungen und Schmerzen. Durch die *NSAR* wird all das unterbrochen. Das bedeutet: Aspirin und Co. lindern nicht bloß Kopf- oder Rückenschmerzen, sie reduzieren auch Entzündungen und senken die erhöhte Körpertemperatur. Nur Paracetamol, ein weiteres rezeptfreies Mittel gegen Schmerzen und Fieber, hat einen etwas anderen Wirkmechanismus. Die entzündungshemmende Komponente fehlt fast ganz.

Wenn man auf die letzten zehn oder mehr Jahre guckt, kann man sagen: ASS, früher die unangefochtene Nummer Eins unter den Schmerzmitteln, wurde von Ibuprofen abgehängt. Ibuprofen-Präparate machen inzwischen mehr als die Hälfte der rezeptfrei verkauften Schmerzmittel aus, zwischen 2007 und 2016 hat sich die Zahl der Packungen fast verdoppelt. Man liest immer wieder, Fachleute könnten nicht so recht erklären, warum nun ausgerechnet Ibuprofen in der Gunst der Verbraucher gestiegen ist. Manche Experten sprechen nur von einem Trend. Aber ich kann mir gut vorstellen, dass sich die Tendenz verfestigt.

Das letzte Mal, als ich ein Schmerzmittel gebraucht habe, hatte ich schreckliche Zahnschmerzen. Schreckliche Zahnschmerzen können bedeuten, dass man sich kurzfristig auf dem Zahnarztstuhl wiederfindet, wo es womöglich blutig wird. Wie alle *NSARs* erhöht auch Ibuprofen die Blutungsneigung, aber ASS tut das noch viel mehr und vor allem über Tage hinweg. Das ist ein echter Nachteil, nicht nur nach einer Zahn-Operation, sondern im Prinzip schon dann, wenn man sich beim Gemüseschnippeln verletzt, nachdem man eine Aspirin genommen hat. Auch blaue Flecke kriegt man unter ASS leichter.

Wenn mir das Knie wehtut oder der Rücken, wenn ich mir einen Muskel gezerrt oder ein Band überdehnt habe, sind Ibuprofen oder (das etwas stärker wirksame) Diclofenac ebenfalls ASS überlegen. Denn ihre entzündungshemmende Komponente ist größer, und bei Schmerzen am Bewegungsapparat spielen entzündliche Prozesse oft eine Rolle. Deswegen bevorzugen viele Sportler Ibuprofen, zumal es wie Diclofenac auch als Gel oder Creme funktioniert (dazu später mehr).

Und bei Kopfschmerzen? Die habe ich zum Glück selten. Wer öfter damit zu tun hat, sollte sie nicht auf eigene Faust mit Schmerzmitteln behandeln. Wenn ich fünfmal im Jahr einen Brummschädel habe, nehme ich auch Ibuprofen, einfach weil es da ist. Eine Überlegenheit in Bezug auf die Kopfschmerzlinderung sehe ich nicht, dazu kommen wir später in diesem Kapitel noch. Nur wenn das berüchtigte Glas zu viel die Ursache des Übels war, steht Ibuprofen in meinen Augen wieder etwas besser da. Einfach aus der Überlegung heraus, dass das Trinken dem Magen nicht guttut, und Aspirin kann ihn zusätzlich reizen, stärker, als Ibuprofen das tut. (Und die Leber ist auch beansprucht, insofern bietet sich Paracetamol ebenso wenig an, dazu später mehr.)

Das sind jetzt schon ganz schön viele Punkte, die für Ibuprofen sprechen, aber es gibt noch einen weiteren. Ich kann es – anders als ASS – meinen Kindern geben, wenn es mal nötig ist, etwa gegen Fieber. 200-Milligramm-Tabletten sind auch für Kinder ab sechs Jahren beziehungsweise 20 Kilogramm geeignet. (Achtung, viele Tabletten haben 400 Milligramm und müssen dann geteilt werden.) Acetylsalicylsäure soll bei Kindern und Jugendlichen nur auf ärztliche Anweisung und nur dann gegeben werden, wenn andere Maßnahmen nicht wirken. Denn der Wirkstoff kann das lebensbedrohliche Reye-Syndrom auslösen, eine wirklich grauenvolle Kombination aus Leber- und Hirnproblemen, die meist mit Erbrechen anfängt und über Krampfanfälle ins Koma führen kann. Das kommt zwar wirklich nur super selten vor, aber wenn man es ausschließen kann – immer!

Schmerzmittel einfach einwerfen?

Ganz offenbar ist Ibuprofen ein echter Allrounder, mit einem besseren Nebenwirkungsprofil als ASS. Das ist super, andererseits liegt hier auch eine Gefahr. Denn Ibuprofen wird unterschätzt. Zwar trifft das sicherlich auf alle rezeptfreien Schmerzmittel zu, aber ich denke, für Ibuprofen gilt es besonders. Unter Sportlern soll von »Vitamin I« die Rede sein, und schon die Abkürzung »Ibu« ist ja ein Kosename. Das Mittel wird nach dem Training genommen, um den Muskelkater nicht so zu spüren, oder gleich vor dem Rennen: Unfassbare 62 Prozent der gut 1.000 befragten Teilnehmer des Bonn-Marathons 2009 nahmen bereits VOR dem Start ein Schmerzmittel, am beliebtesten war Ibuprofen, gefolgt von Diclofenac. Dabei hatten nur elf Prozent zu diesem Zeitpunkt Schmerzen. (Wie man mit Schmerzen zu einem 42-Kilometer-Lauf antreten kann, werde ich nie verstehen.)

Ein solch unbekümmerter Umgang mit Schmerzmitteln ist natürlich gar nicht gut. Denn mal abgesehen davon, dass Ibuprofen und noch viel mehr Diclofenac – zumindest in hohen, verschreibungspflichtigen Dosen – mit Herz-Kreislauf-Ereignissen wie Herzinfarkt, Schlaganfall und sogar Herzstillstand in Verbindung gebracht werden: Man braucht nur mal kurz zu gucken, was unsere körpereigenen Prostaglandine (das sind wie gesagt jene Botenstoffe, die durch die Mittel ausgeschaltet werden) sonst noch so im Körper machen, dann weiß man Bescheid.

Zum Beispiel schützen sie die Magenschleimhaut vor der Magensäure. Wer zu viele Schmerzmittel nimmt, hat sehr gute Chancen, einen empfindlichen Magen oder soger eine Magenblutung zu bekommen, oft genug werden die NSARs darum gleich mit einem Magenmittel verordnet. Ein Verwandter der Prostaglandine – Thromboxan, das hauptsächlich in den Blutplättchen gebildet wird – ist außerdem für die Blutgerinnung wichtig. Wenn weniger davon produziert wird, kommt es zu einer Blutungsneigung, was die unbestrittene Tendenz zu Magen-Darm-Blutungen unter rezeptfreien Schmerzmitteln erklärt. Prostaglandine helfen auch dabei, dass die Nieren optimal durchblutet werden, darum drohen mit NSARs Nierenprobleme, aber auch Bluthochdruck und Ödeme.

Dass rezeptfreie Schmerzmittel bei manchen Asthmatikern schlimme Asthma-Anfälle hervorrufen können, hat ebenfalls mit den Prostaglandinen zu tun. Denn sowohl für Prostaglandine als auch für die sogenannten Leukotriene – andere Botenstoffe, die bei Asthma eine Rolle spielen – nutzt der Körper denselben Ausgangsstoff (Arachidonsäure). Wenn weniger davon zu Prostaglandinen umgebaut wird, bleibt mehr für die Leukotriene übrig, sodass mehr davon entstehen. Und die sorgen dann für Atemnot.

Nicht zuletzt kann man – paradoxerweise – von Schmerztabletten Kopfschmerzen bekommen, den schmerzmittelinduzierten Kopfschmerz. Das ist kein Witz, sondern weit verbreitet. Die Theorie dahinter: Wer regelmäßig Schmerzmittel nimmt, empfindet irgendwann auch Reize, die normalerweise unter der Schmerzschwelle liegen, als schmerzhaft. Dadurch nimmt man noch mehr Schmerzmittel, und es entsteht ein Teufelskreis, durch den ein Dauerkopfschmerz hervorgerufen werden kann. Die Gefahr, dass das passiert, ist wirklich groß.

All das hat dazu geführt, dass Schmerzmittel in größeren Packungen seit 2012 verschreibungspflichtig sind. Was ich als Pharmaziepraktikantin etwa an 50er Packungen einfach so über den Tresen gereicht habe, ist heute rezeptpflichtig. Ohne Verordnung bekommt man nur noch eine Menge, die für eine Therapie über maximal vier Tage ausreicht.

Aber natürlich kann sich jeder in der nächsten Apotheke eine weitere Packung kaufen, und offenbar tun das auch genug Leute: Laut Robert Koch-Institut nehmen 22 Prozent der Anwender die Mittel länger als vier Tage ein. Und fast ein Fünftel der weiblichen Konsumenten kennt die Anwendungsempfehlungen (also: nicht länger als vier Tage in der jeweiligen Dosis) nicht, die natürlich genau wie die Nebenwirkungen in jedem Beipackzettel stehen. Bei den Männern weiß sogar fast ein Drittel nicht Bescheid. Darum hat der Bundesrat im Juni 2018 entschieden, dass künftig schon auf der Schachtel ein Warnhinweis prangen muss: »Bei Schmerzen oder Fieber ohne ärztlichen Rat nicht länger anwenden als in der Packungsbeilage vorgeschrieben!«

Ich meine es also wirklich ernst: Wer nach vier Tagen immer noch Schmerzen oder Fieber hat, sollte zum Arzt gehen. Wer an mehr als zehn Tagen im Monat ein Schmerzmittel nimmt, auch. Und sie prophylaktisch zu schlucken oder um beim Sport besser durchhalten zu können, ist schlichtweg eine ganz schlechte Idee. Ebenso wahr ist aber auch: Wer ab und zu mal eine Schmerztablette braucht, bekommt von all diesen Problemen in aller Regel nicht das Geringste mit.

Okay, Ibuprofen habe ich jetzt ausreichend beschrieben. Die anderen wichtigsten Schmerzmittel hier noch mal im Überblick.

ASS, Acetylsalicylsäure. Der Klassiker. Aspirin ist schon seit rund 120 Jahren auf dem Markt und darum lange erprobt. Was diesen Arzneistoff von allen anderen rezeptfreien Schmerzmitteln unterscheidet: ASS hemmt ganz nebenbei die Blutgerinnung deutlich mehr als andere Wirkstoffe. Es ist ein Thrombozytenaggregationshemmer, verhindert also, dass Blutplättchen verklumpen. Das hat mit dem »Acetyl« aus der »Acetylsalicylsäure« zu tun. Der Acetylrest heftet sich an bestimmte Strukturen an den Thrombozyten (das sind die Blutplättchen), die daraufhin nicht mehr verklumpen können. Der Effekt setzt innerhalb von Stunden ein und hält über eine Woche an, dafür reichen schon niedrige Dosierungen. Aus diesem Grund werden bis zu 300 Milligramm ASS etwa zur Herzinfarktprophylaxe gegeben. Aber was Schmerzbehandlung angeht, ist der Effekt ein Nachteil, insbesondere bei Zahnschmerzen. Außerdem ist ASS nichts für Kinder und Jugendliche. Im Arzneischrank meiner Mutter stand noch eine große Flasche »Baby-Aspirin«, die sie aus den USA mitgebracht hatte. Daraus habe ich was bekommen, wenn ich mal ein Schmerzmittel brauchte. Das ist heute vorbei, siehe oben, Reye-Syndrom. Auch in der Schwangerschaft kommen Ibuprofen und Paracetamol eher infrage. ASS sollte man wirklich nur nach ärztlicher Absprache nehmen.

Paracetamol. Bei Paracetamol ist der entzündungshemmende Effekt nur sehr schwach ausgeprägt. Deshalb gehört es streng genommen auch nicht zur Substanzklasse der *NSAR*, auch wenn das oft durcheinandergeht, denn ein Cyclooxygenase- beziehungsweise Prostaglandin-Synthese-Hemmer ist es wie die anderen auch. Nur dass es ganz schwach auf die Cyclooxygenase im Gewebe wirkt, stark dagegen auf die in Rückenmark und Gehirn (es wirkt also »zentral«). Darum ist Paracetamol besonders geeignet, um Fieber zu senken. Und darum hat es kaum Einfluss auf die Blutgerinnung, ist also beispielsweise gut bei Zahnschmerzen.

Was man über Paracetamol wissen muss: Der Wirkstoff kann schwere Leberschäden verursachen, bis hin zum Versagen des Organs. Und dazu muss man womöglich nur ein paar Gramm mehr nehmen als empfohlen – das nennen Apotheker und Ärzte dann ein »kleines therapeutisches Fenster«. Im Jahr 2006 wurden den deutschen Giftinformationszentren 4.200 Paracetamol-Vergiftungen gemeldet – laut Gesellschaft für klinische Toxikologie waren rund zwei Drittel davon Selbstmordversuche, für die nicht selten einfach alles geschluckt wird, was gerade im Arzneischrank ist. Deswegen sind Paracetamol-Packungen mit mehr als zehn Gramm Wirkstoff (also 20 Tabletten) schon ein paar Jahre länger rezeptpflichtig als die anderen großen Schmerzmittelpackungen (nämlich seit 2009).

Naproxen. Naproxen ist bei der Behandlung leichter bis mäßig starker Schmerzen und bei Fieber ebenso wirksam wie Ibuprofen oder Paracetamol – aber es bleibt länger aktiv, nämlich bis zu zwölf Stunden. Darum eignet es sich besonders etwa bei Regelschmerzen oder immer dann, wenn klar ist, dass es länger dauert. Dann muss man nur zweimal am Tag etwas nehmen. Seine Nebenwirkungen sind mit denen von Ibuprofen vergleichbar, jedoch schneidet Naproxen bei der Magenverträglichkeit schlechter ab.

Diclofenac, kurz »Diclo«. Diclofenac ist das Mittel der Ärzte. Orthopäden und Rheumatologen zum Beispiel verschreiben reichlich davon. In der Selbstmedikation ist es vom Einsatzgebiet vergleichbar mit Ibuprofen, dabei etwas stärker und länger wirksam. Sympathisch finde ich daran, dass man nur ganz wenig davon braucht – mit 12,5 Milligramm kann man schon viel erreichen. Entscheidender Nachteil ist das im Vergleich zu den anderen *NSARs* größere Herz-Kreislauf-Risiko, das im vergangenen Jahr eine wirklich riesengroße dänische Studie belegte (mit über sechs Millionen Teilnehmern) – deren Autoren forderten gleich die Wiedereinführung der Verschreibungspflicht auch für niedrige Dosierungen. Und damit sind sie nicht allein, auch das Umweltbundesamt hält eine erneute umfassende Rezeptpflicht für sinnvoll. Denn der Umwelt-Aspekt ist hier wirklich problematisch: Mit dem, was unser Körper an Diclofenac und seinen Abbauprodukten ausscheidet, kommen Kläranlagen nicht zurecht. Viel davon landet in der Umwelt, auch Fische nehmen es auf, und die essen wir dann am Ende des Tages.

Eine oder zwei? Schmerztabletten richtig dosieren

Wenn man in die Packungsbeilagen guckt, stehen dort immer eine Einzeldosis, die man auf einmal nehmen soll, und eine Tagesdosis, die über den Tag hinweg nicht überschritten werden darf. Bei Paracetamol zum Beispiel heißt es: 500 bis 1.000 Milligramm pro Einnahme (also ein bis zwei Tabletten), bis zu 4.000 Milligramm am Tag, bei Kindern und Jugendlichen geht es meist nach Körpergewicht.

Aber was ist dann richtig, eine oder zwei Tabletten? Je höher die Dosis, desto stärker die Wirkung, das gilt auch bei Schmerztabletten, aber: Ab einem bestimmten Punkt hat der Wirkstoff alle Rezeptoren im Körper besetzt, an denen er andocken kann. Dann bringt ein Mehr an Wirkstoff allenfalls ein Mehr an Nebenwirkungen. Darum ist es generell nicht sinnvoll, mehr zu nehmen als die empfohlene maximale Einzeldosis. Weniger als empfohlen sollte es aber auch nicht sein, denn unterhalb einer bestimmten Dosis kann ein Mittel nicht wirken, oder es wirkt ganz anders, wie etwa ASS, das in Dosierungen von 300 Milligramm und darunter die Blutgerinnung, aber nicht den Schmerz beeinflusst.

Man sollte also so vorgehen: Wer merkt, dass eine Tablette nicht genug bringt, sollte beim nächsten Mal zwei nehmen – das ist natürlich vor allem bei denjenigen wahrscheinlich, die groß und schwer sind, denn der Wirkstoff verteilt sich im ganzen Körper. Wenn man zu niedrig dosiert, steigt die Wahrscheinlichkeit, dass man länger an dem Schmerz herumdoktert und er womöglich dauerhaft bestehen bleibt, also chronisch wird. Die Alternative ist, es mit einem anderen Wirkstoff zu probieren.

Und noch etwas: Wenn man weiß, dass Schmerzen länger anhalten – wie etwa Regelschmerzen oder der Wundschmerz nach einer Zahn-OP –, ist es sinnvoll, nicht darauf zu warten, bis es wieder weh tut, sondern die Tabletten nach dem in der Packungsbeilage vorgegeben Dosierungsschema einfach weiterzunehmen. Die Erfahrung zeigt, dass man den Schmerz so besser in den Griff kriegt.

Im Überblick – Was man auf einmal und was man über den Tag hinweg höchstens nehmen sollte

	Höchstdosis pro Einnahme	Tägliche Höchstdosis
ASS	1.000 Milligramm	3.000 Milligramm bis 65, 2.000 Milligramm ab 65 Jahren
Diclofenac	25 Milligramm	75 Milligramm
Ibuprofen	400 Milligramm	1200 Milligramm
Naproxen	500 Milligramm	750 Milligramm
Paracetamol	1.000 Milligramm	4.000 Milligramm
Kombinationspräparat mit ASS, Paracetamol und Koffein	500 Milligramm ASS/400 Milligramm Paracetamol/100 Milligramm Koffein	1.500 Milligramm ASS/1.200 Milligramm Paracetamol/300 Milligramm Koffein

Diese Tabelle habe ich der Seite gesundheitsinformation.de entnommen, die das *Institut für Qualität und Wirtschaftlichkeit im Gesundheitswesen (IQWiG)* herausgibt. Es gibt dort hilfreiche Informationen auch über Schmerzmittel.

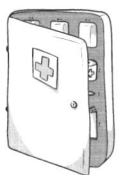

Aus dem Arzneischränkchen geplaudert

Wie man große Tabletten richtig schluckt

Ich kenne eine Menge Leute, die es hassen, große Tabletten zu schlucken, und es sind nicht nur Kinder. Vor allem runde Arzneien machen Schwierigkeiten, fanden Wissenschaftler der Uni Heidelberg rund um den Pharmakologen Walter Haefeli heraus, und zwar umso mehr, je dicker sie sind (wenig überraschend!). Längliche sind weniger problematisch, was auch nicht so erstaunlich ist. Aber bevor man jetzt lange bange ist und auf die Tablette starrt: Diese zwei Tricks helfen, und zwar wirklich. Das sage nicht nur ich, das haben dieselben Wissenschaftler untersucht und herausgefunden.

Der Kapsel-Nick-Trick. Er half fast neun von zehn (der rund 150) Studienteilnehmern, selbst bei Kapseln, die länger als zwei Zentimeter (!) waren. Aber er klappt nur mit Kapseln, Tabletten sind zu schwer dafür.

Also: Kapsel auf die Zunge legen und einen großen Schluck Wasser nehmen. Dann den Kopf nicht nach hinten werfen beim Schlucken, sondern im Gegenteil nach vorne neigen. Die Kapsel schwimmt dabei nach oben, tief in den Rachen, und gleitet von dort aus viel leichter in die Speiseröhre.

Der Tabletten-Flaschen-Trick. Er wird auch Pop-Bottle-Technik genannt. Immerhin knapp zwei Drittel der Testpersonen taten sich damit bei großen Tabletten leichter. Man braucht dazu eine mit stillem Wasser gefüllte PET-Flasche (also eine Kunststoffflasche, die sich eindrücken lässt). Es ist wichtig, dass kein Aufsatz drauf ist, der die Öffnung stark verkleinert (ich meine diese Sport-Verschlüsse, die man öffnen kann, indem man den äußeren Teil mit den Zähnen hochzieht). Denn man muss schon einen schnellen, großen Schluck nehmen können.

Also: Tablette oder Kapsel auf die Zunge legen, die Öffnung der Flasche fest mit den Lippen umschließen. Einen großen Schluck Wasser einsaugen – und mit der Arznei in einem Zug schlucken. Bei dieser Technik spürt man regelrecht, wie der Rachen aufgeht, weil die Flaschenwand daran zieht. ✚

Kopfschmerzen –
Was hilft gegen den Brummschädel?

Es gibt über 200 Kopfschmerzarten. Die häufigsten Kopfschmerzen sind Spannungskopfschmerzen. Rund zwei Drittel der Bevölkerung haben im Lauf eines Jahres damit zu tun, sagen Studien, und das kommt mir noch wenig vor. Spannungskopfschmerzen sind laut Deutscher Gesellschaft für Neurologie (DGN) normalerweise mild bis mittelschwer und dumpf-drückend im gesamten Kopf. In der Leitlinie der DGN zur Behandlung ist die Rede vom zu engen Hut, als der sie manchmal empfunden würden. Der Vergleich ist sehr treffend, finde ich. Im Gegensatz zu Migräne wird ein Spannungskopfschmerz nicht schlimmer, wenn man in Bewegung kommt, und man muss sich auch nicht übergeben. Eine Spannungskopfschmerzepisode kann einige Minuten dauern, aber auch einige Tage.

Selbst wenn man bis heute noch nicht genau weiß, wie Spannungskopfschmerz genau entsteht, hat man einige Auslöser beziehungsweise verstärkende Faktoren erkannt: Stress, fieberhafte Infekte, aber auch muskuläre Fehlbelastungen, die zu Verspannungen führen können.

Folgende rezeptfrei erhältliche Mittel haben sich laut Leitlinie in Studien bei Spannungskopfschmerz als wirksam erwiesen:

- ASS (in Dosen von 500 bis 1.000 Milligramm)
- Paracetamol (in Dosen von 500 bis 1.000 Milligramm)
- Ibuprofen (200 bis 400 Milligramm)
- Naproxen (500 bis 1.000 Milligramm, wobei die Behandlung ohne Rezept maximal 500 Milligramm vorsieht)
- eine Kombination aus Acetylsalicylsäure, Paracetamol und Koffein.

Die *fixe Wirkstoffkombination* enthält 250 Milligramm Acetylsalicylsäure, 250 Milligramm Paracetamol und 65 Milligramm Koffein. Diese *Leitlinien*-Empfehlung ändert nichts daran, dass solche Kombipräparate nicht ganz unumstritten sind. Das Koffein darin verführe zum übermäßigen Gebrauch, und sollten Nebenwirkungen auftreten, wisse man nicht, auf welchen der Arzneistoffe sie zurückgehen, so die berechtigten Kritikpunkte. Andererseits kenne ich eine Menge Leute, die genau auf diese Kombinationen schwören. Noch nicht in der Leitli-

nie steht die neue Kombination aus 400 Milligramm Ibuprofen und 100 Milligramm Koffein, die es seit Dezember 2018
rezeptfrei gibt und die intensiver wirken soll als Ibuprofen
allein. Ich bin gespannt, wie die Experten sie einordnen.

Aber wenn man Glück hat, geht es auch ohne Tablette. Ich
würde mit Kopfschmerzen erstmal so vorgehen: Ein großes
Glas Wasser trinken, denn häufig genug entstehen Kopfschmerzen einfach durch Dehydrierung, also Flüssigkeits-
mangel. Dann würde ich etwas Gutes essen, am besten eine
warme Mahlzeit, ansonsten etwas Süßes – wer unterzuckert
ist, hat oft einen »dummen Kopf«. Danach würde ich zehn Minuten an die frische Luft gehen. Mehr Sauerstoff im Blut hat
schon viele Brummschädel kuriert. Wenn das alles nicht hilft
(oder ich in einer Sitzung festhänge und nicht so kann, wie
ich will), gibt es noch ein Ass, das man aus dem Ärmel zau-
bern kann, bevor man eine Tablette einwirft: Pfefferminzöl.
Studien belegen, dass es, großflächig aufgetragen auf Schlä-
fen und Nacken, ebenfalls gegen Spannungskopfschmerzen
helfen kann.

Triptane – Der Tipp gegen Migräne. Viele
Menschen, die seit Jahrzehnten unter grässli-
cher Migräne leiden, haben noch nie etwas
von Triptanen gehört. Ich kann es immer wieder kaum fassen, wie wenig Betroffene von dieser Substanzklasse wissen, die es mittlerweile ja auch schon
rund 20 Jahre gibt.

Ich vermute, es hat damit zu tun, dass Apotheker sie von sich
aus nicht so gern ansprechen. Denn Triptane sind ein wenig

kompliziert. Sie dürfen in der Apotheke nur abgegeben werden, wenn zuvor ein Arzt die Diagnose »Migräne« gestellt hat – auch die Packungen, für die man kein Rezept braucht. Und wer kann seinem Kunden schon ansehen, ob er oder sie wirklich unter Migräne oder »nur« unter Kopfschmerzen leidet? Doch Triptane wirken ausschließlich bei Migräne. Wer anderweitig bedingt einen Schädel hat, der gleich platzt, dem helfen sie nicht.

Triptane ähneln dem körpereigenen Botenstoff Serotonin und docken an bestimmte Serotonin-Rezeptoren an. Dadurch ziehen sie die bei Migräne erweiterten Blutgefäße im Gehirn zusammen, sodass der Schmerz nachlässt. Solche Rezeptoren gibt es aber auch außerhalb des Schädels, und Triptane könnten grundsätzlich auch dort Blutgefäße zusammenziehen – wegen dieser möglichen Nebenwirkung sind sie überhaupt nichts für Patienten mit koronarer Herzkrankheit und anderen Gefäßkrankheiten und dürfen allen über 65 nur vom Arzt verordnet werden. Auch wer Diabetes hat oder viel raucht, sollte verzichten.

Triptane wirken am besten, wenn man sie gleich nimmt, sobald der Kopfschmerz zu spüren ist. Vorher bringen sie nichts. Wer die Migräne durch Seh-, Riech- oder andere Störungen aufziehen spürt, sollte noch warten. Und auch für Triptane gilt: Wer zu viel davon schluckt (empfohlen an maximal zehn Tagen im Monat und an drei Tagen hintereinander), riskiert medikamenteninduzierten Kopfschmerz.

Seit 2006 ist Naratriptan rezeptfrei zu haben (zumindest in Packungen mit zwei Tabletten, mehr darf man auch nicht nehmen innerhalb von 24 Stunden), Almotriptan folgte. Gut zu wissen ist, dass nur 30 Prozent der Patienten auf ihr erstes

Triptan ansprechen. Wenn einer der Wirkstoffe bei Ihnen nicht funktioniert hat, lohnt es sich Experten zufolge, einen weiteren zu testen. Die Chance, dass das zweite Triptan greift, liege Studien zufolge bei etwa 50 Prozent, heißt es. Vielleicht noch dieser Hinweis: Almotriptan wirkt innerhalb von 30 bis 60 Minuten, bei Naratriptan kann es bis zu vier Stunden dauern (!), bis der Schmerz nachlässt.

Sie sind sich nicht sicher, ob Ihnen die Migräne oder ein anderer Kopfschmerz den Tag versaut? Migräne ist typischerweise mit Licht- und Lärmempfindlichkeit sowie Übelkeit verbunden und besonders schlimm, wenn man sich bewegen muss. Bei anderen Kopfschmerzen dagegen tut ein Spaziergang an der frischen Luft gut. Wer seinen Kopfschmerz nicht einordnen kann, sollte am besten zum Arzt gehen. Das ist ohnehin eine gute Idee – die Menschen neigen dazu, selbst starke oder häufige Kopfschmerzen als Lappalie abzutun: hat ja schließlich jeder mal. Wer leidet, sollte sich Hilfe holen, eventuell auch in der Migräne- beziehungsweise Kopfschmerzambulanz der nächstgelegenen Universitätsklinik. Spätestens dort lernen Migräne-Patienten dann auch die Triptane kennen.

Umgeknickt und so – Mittel bei Sportverletzungen und Gelenkbeschwerden

Salbe oder Gel? Schmerzmittel bei Gelenkproblemen

Umgeknickt, gezerrt, geprellt – das passiert auch Nicht-Sportlern gerne mal. Hier gilt die PECH-Regel, die eigentlich PEKH-Regel heißen müsste, denn die vier Buchstaben stehen für **P**ause, **E**is, **K**ompression, **H**ochlagern. Also: Sofort hinsetzen, Gelenk kühlen, eine elastische Binde drum (sie sorgt dafür, dass sich das Anschwellen verlangsamt) und das Bein möglichst so ablegen, dass das Blut gut herausfließen kann.

Und wenn's dann so sehr wehtut, dass man was dagegen machen möchte? Dann kann man natürlich eine Tablette nehmen, die hat man ja meistens da. Viel spricht für **Ibuprofen** oder **Diclofenac**. Aber diese Wirkstoffe gibt es auch als äußerliche Zubereitungen, ist das dann nicht besser? Ja, ist es. Denn all die Nebenwirkungen, die ich oben so ausführlich beschrieben habe, fallen bei der äußerlichen Anwendung weg, weil sehr viel weniger Wirkstoff im Blut zirkuliert. Rötungen oder Brennen im Bereich, wo man die Salbe aufträgt, sind selten, sie kommen nicht häufiger vor als mit Placebo, also einem Scheinwirkstoff. Ich würde tendenziell immer Salbe oder Gel nehmen, wenn ich ein paar Tage lang gegen Schmerzen antherapieren möchte.

Was anderes ist es übrigens bei Rückenschmerzen. Die Nationale Versorgungsleitline zum »unspezifischen Kreuzschmerz« rät hier von äußerlich angewendeten *NSARs* ab: Es gebe keinen Wirksamkeitsbeleg. Das ist aber auch alles, was ich zu Rückenschmerzen sagen will. Denn hier geht es um

Selbstmedikation. Und Rückenschmerzen dauerhaft auf eigene Faust mit *NSARs* zu behandeln ist gar keine gute Idee, auch nicht, wenn man Tabletten nimmt. Für gewöhnlich sind sie entweder ein Fall für die Gymnastikmatte – sehr, sehr häufig gehen sie einfach auf Bewegungsmangel zurück. Oder sie sind ein Fall für den Orthopäden. Aber auch für Ärzte gibt die Leitlinie bei den *NSARs* ein »so kurz wie möglich« vor.

Zurück zu Prellung, Zerrung, Stauchung. Bringen denn Salben und Gels genauso viel wie die Tabletten? Da möchte ich die renommierte *Cochrane Collaboration* zitieren, denn dank dieser Institution kann man zumindest sagen: Wir wissen es nicht. Aus den vorhandenen Studien ließ sich nur herauslesen, dass äußerlich anzuwendende Präparate mit Ibuprofen und Diclofenac (und einigen weiteren verschreibungspflichtigen Wirkstoffen) mehr bringen als Placebo. Aber ob das mehr ist als die jeweilige Substanz als Tablette, das gibt auch die Aktualisierung der Übersichtsarbeit von 2015 nicht her.

Genauso wenig konnte die Studie eine Antwort geben auf die Frage, ob nun topisches (lokal aufgetragenes) Ibuprofen oder ebenso verabreichtes Diclofenac besser sei. Was sich dagegen zeigte: Am wirksamsten war eine spezielle Diclofenac-Zubereitung (»Emulgel«), gefolgt von einem Diclofenac-Pflaster und einem Ibuprofen-Gel. Das hängt sicherlich damit zusammen, dass sowohl Diclofenac als auch Ibuprofen vergleichsweise lipophil, also fettliebend sind. Sie verlassen eine wässrige Umgebung lieber als eine fettige, darum bleiben sie in einer Salbe eher als im Gel, statt sich aufzumachen in die (ebenfalls eher fettige) Haut. Weiterer Vorteil des Gels: Durch seinen hohen Wassergehalt entsteht beim Auftragen ein kühlender Effekt.

Pflanzliche Alternativen

Arnika fällt den meisten Betroffenen wohl als Erstes als pflanzliches Mittel bei Sportverletzungen ein. Hier finde ich auffällig, wie sehr es durcheinandergeht – aus Apothekersicht haben Arnika-Globuli überhaupt nichts zu tun etwa mit einer Salbe, die auf einem hochdosierten Arnika-*Extrakt* basiert (siehe Ende dieses Kapitels). Das sind vollkommen unterschiedliche Wirkprinzipien.

Dennoch kommen beide zum Einsatz, wenn man sich etwa den Fuß verstaucht hat. Schon weil das Verwirrung stiftet, finde ich Arnika im Alltagsgebrauch nicht ideal. Aber auch was die Wirksamkeit angeht, würde ich eher zum **Beinwell** greifen. Hier gibt es immerhin kleinere Studien, die auf eine gute Wirksamkeit hinweisen. Eine Untersuchung mit dem *Fertigarzneimittel* Kytta-Salbe zeigte eine ebenso gute bis bessere Wirksamkeit bei frischen Sprunggelenksverletzungen wie ein Diclofenac-Gel. Die Studie war allerdings nicht doppelblind (also wusste der Arzt, was der Patient bekommt) und würde allein deswegen den Kriterien der *Cochrane Collaboration* nicht genügen.

Was hilft, wenn die Schmerzen im Knie nicht vom Sport kommen, sondern vom Gelenkverschleiß?

Dann ist das ein Problem, denn Arthrose heilt nicht wie eine Verstauchung. Arthrose ist eine wahre Volkskrankheit, die in die Hände eines erfahrenen Orthopäden gehört und nichts ist für die Selbstmedikation. Dennoch stehen sehr viele Betroffene in der Apotheke und möchten was »fürs Knie« oder »für die Hüfte«. Denn ein Orthopäde, der den *Leitlinien* – also gemäß wissenschaftlich gesicherten Erkenntnissen und Empfehlungen – gerecht behandelt, bekommt dafür in der Regel keinen Patientenpreis. Zu tief ist die Kluft zwischen den Einschränkungen, die der Patient erfährt, und den therapeutischen Möglichkeiten, die bis heute zur Verfügung stehen. Dazu gehören als Medikamente Schmerz- beziehungsweise Entzündungshemmer und Kortison, eventuell Hyaluronsäure plus Physiotherapie, Anwendungen und Operationen. Vieles wirkt nicht von heute auf morgen. Und dann lauten die wichtigsten Empfehlungen auch noch »Bewegung!« und oft auch »Abnehmen!«. Das macht einfach keinen Spaß und ist wirklich nicht leicht umzusetzen.

Darum gibt es einen riesigen Markt an Mitteln, die nach meiner Einschätzung eine Grauzone bilden. Man kann sie nicht mit voller Überzeugung empfehlen, weil die Wirksamkeit nicht eindeutig bewiesen ist. Aber wenn der Kunde unbedingt etwas für seine Gelenke tun will, auf eigene Faust und Rechnung, ist es mitunter sinnvoll, die Latte etwas niedriger zu hängen, als die ärztlichen Fachgesellschaften das tun müssen. Allein schon, um die Kraft des Placebos und damit die Selbstheilungskräfte des Betroffenen abzurufen. Man kann es ja auch so sehen: Dass diese Produkte *nicht* wirken, ist für gewöhnlich ebenso wenig eindeutig geklärt.

Ein Beispiel ist **Chondroitinsulfat**, ein Mittel, das den Gelenkknorpel aufbauen will. In der aktuellen Leitlinie zur Gonarthrose (Arthrose im Knie) der Deutschen Gesellschaft für Orthopädie und Orthopädische Chirurgie (DGOOC) heißt es dazu, die publizierten Studien und Metaanalysen zur symptomlindernden Wirkung zeigten eine widersprüchliche Datenlage. Es gebe derzeit keinen sicheren Beleg für eine knorpelschützende Wirkung von Chondroitinsulfat bei Arthrose. Ähnliches sagt die Leitlinie zu **Glucosamin**, das ebenfalls als »Gelenknahrung« gilt: Es gebe keinen sicheren Wirksamkeitsbeleg. Zu Nahrungsergänzungsmitteln mit **Weihrauch** heißt es, die Datenlage zu Wirksamkeit und Unbedenklichkeit sei nicht ausreichend, um eine Empfehlung abzugeben. Auch zu **Ingwer, Kurkuma,** dem **Extrakt der Rinde der französischen See-Kiefer** und zu einem **Sojabohnen- und Avocado-Extrakt** sei eine Aussage nicht möglich, ebenso wenig für Arnika-Gel. Ein **Beinwell-Extrakt-Gel** könne gegeben werden.

Es ist also fast überall dasselbe: Nix Genaues weiß man nicht. Die meist kleineren Studien, die es bisher zu diesen Mitteln gibt, haben die *Leitlinien*-Autoren nicht überzeugt. Wo ich deren Empfehlungen zur Kniearthrose aber ganz überraschend klar fand: Paracetamol sollte man nicht nehmen, denn es zeigt bei Arthrose-Patienten keine eindeutige schmerzlindernde Wirkung. Zu diesem Ergebnis kommt unter anderem eine Übersichtsarbeit mit fast 60.000 Knie- und Hüftarthrose-Patienten. Und bei Studien mit so hohen Probandenzahlen ist unbedingt was dran.

Teufelskralle, Brennnessel und Weidenrinde, typische Heilpflanzen bei Arthrose, erwähnt die Leitlinie gleich gar nicht. Ich will sie hier aber trotzdem aufführen, eben weil beim Thema Gesundheit meiner Meinung nach nicht nur die *Leitlinien* zählen. Wenn Sie es damit versuchen möchten, ist es wie bei jedem pflanzlichen Arzneimittel wichtig, auf eine *Standardisierung* und auf die richtige Dosierung zu achten.

Die **Teufelskralle** ist sehr bitter, hier würde ich keinen Tee trinken. Laut *Phyto-Papst Schilcher* hilft sie mehr bei chronischen Gelenkproblemen als bei akuten Geschichten, laut *Kommission E* ist sie als Begleittherapie bei degenerativen Erkrankungen des Bewegungsapparates sinnvoll. Empfohlene Tagesdosis: 50 bis 100 Milligramm Harpagosid, das ist der Inhaltsstoff, auf den für gewöhnlich standardisiert wird.

Die **Brennnessel** dagegen schmeckt gut und eignet sich wunderbar für Tees. Schilcher allerdings empfiehlt standardisierte Fertigpräparate, da es sonst passieren kann, dass man beim Teekochen zu wenig Blattanteile erwischt. Und nur die enthalten die Kaliumsalze, die er als wichtig für die entzündungshemmende Wirkung einstuft. Für die richtige Dosierung am besten laut Packungsbeilage vorgehen.

Die **Weidenrinde** ist sozusagen die Urmutter der Schmerz- und Entzündungshemmer, denn sie enthält Salicylsäure in Form von Salicin, aus der Acetylsalicylsäure (ASS, in Aspirin) entwickelt wurde. Man sollte so viel Weidenrinde zu sich nehmen, dass man auf 60 bis 100 Milligramm Gesamtsalicin pro Tag kommt – das sind acht bis 15 Gramm Weidenrinde. Ich sage jetzt gar nichts zur Tee-Zubereitung (siehe dazu den folgenden Kasten), denn ich finde hier ein Fertigpräparat besser – weil beim Teezubereiten nicht alle Inhaltsstoffe in den Tee übergehen, trotz empfohlener Ziehzeit von 20 Minuten.

Ein letzter Hinweis zu den natürlichen Mitteln bei Arthrose: Wer trotz aller Ungewissheit sein Glück versuchen will, muss ein paar Wochen lang dranbleiben. Rechnen Sie nicht mit einer schnellen Wirkung wie bei einer Schmerztablette. Wenn Sie Ihre Schmerzmitteldosis reduzieren können, ist das auch schon ein Erfolg.

Arzneitees – Ergänzend oder statt Tabletten?

Ich räume Tees in diesem Buch einigen Platz ein. Denn Tees aus Heilpflanzen sind eine Art Urform der *Phytotherapie*, und die ist eine Urform der Medizin. Ich finde es gut, wenn man ohne Tabletten auskommt, dennoch passen Tees vielleicht nicht mehr so in unsere Zeit.

Sie sind mühsam zuzubereiten und wirken langsam, man muss ein paar Wochen dranbleiben und mehrmals am Tag daran denken, was gar nicht so einfach ist. Und die meisten schmecken nicht besonders gut. Außerdem gibt es heute oft schlichtweg was Besseres, nämlich standardisierte pflanzliche Arzneimittel, die in der Fabrik entstanden sind und nicht bei mir in der Küche. In den dafür verwendeten Extrakten findet sich mehr Wirkstoff, und was genau drin ist, ist besser reproduzierbar.

Trotzdem haben Tees bis heute ihre Berechtigung, und ich werde nicht müde zu sagen, dass Arzneitees aus der Apotheke Arzneimittel sind, die festgelegte Wirkstoffgehalte haben. Aber zu viel darf man sich von ihnen nicht versprechen, auch wenn es natürlich ein schönes und sehr heilsames Ritual sein kann, sich morgens, mittags und abends eine Tasse Tee zuzubereiten und gemütlich zu trinken. Wer

dazu entschlossen ist, kann sehr viele Zipperlein mit Arzneitees behandeln. Ich gebe dazu in den einzelnen Kapiteln genaue Anleitungen. Persönlich finde ich aber, dass Tees vor
allem ergänzend Sinn ergeben. Und natürlich bei all denjenigen Erkrankungen, bei denen viel trinken hilft, also etwa bei
Blasenentzündungen und Husten.

Ganz zum Schluss darf eine Sache nicht unerwähnt bleiben,
wenn wir über Arthrose sprechen: der »Säure-Basen-Haushalt«
des Körpers. Zugrunde liegt die Idee, dass unser Blut übersäu-
ern kann und dass das unter anderem den Gelenken gar nicht
guttut. Das passiert vor allem dann, wenn man wenig Gemüse
und viel Fleisch isst. Denn bei der Verstoffwechselung von
Fleisch fallen Säuren an, während Gemüse, Obst, Kartoffeln
und Kräuter für Basen sorgen, die Säuren ausgleichen können. Das liegt an ihrem hohen Mineralstoffgehalt: Basisch wirken hauptsächlich Verbindungen wie Kaliummalat, Calciumcarbonat oder Magnesiumcitrat. So weit die Kurzform.

Der Säure-Basen-Haushalt ist ein Thema, das nach wie vor
sehr umstritten und nicht ausreichend belegt ist. Gerade
Ärzte stehen ihm skeptisch gegenüber, kein Wort dazu steht
in der oben genannten Leitlinie. Und es ist ja grundsätzlich
auch naheliegend zu sagen, das sei alles Unsinn. Denn natürlich ist unser Körper darauf ausgerichtet, dass im Blut immer
derselbe Säuregehalt vorherrscht (gemessen mit dem pH-
Wert, der zwischen 7,37 und 7,43 liegt). Der pH-Wert ist unabhängig davon, wie wir uns ernähren – dafür ist dieser Wert
einfach viel, viel zu wichtig, damit die Biochemie des Körpers
überhaupt funktionieren kann. Ohne schwere Krankheit
übersäuert das Blut also nicht, komme was wolle.

Aber: Damit das funktioniert, brauchen wir jede Menge Puffersubstanzen. Die gibt es zwar reichlich im Körper, doch offenbar kann unser System an seine Grenzen gelangen, und dann fängt es an, basisch wirkende Verbindungen aus dem Notvorrat zu holen, nämlich aus Knochen und Geweben. Es kann gar nicht anders, denn es muss den pH-Wert im Blut konstant halten, und sei es am unteren (sauren) Rand des Normbereichs. Das Räubern in den körpereigenen Vorräten ist gar nicht gut, denn wir brauchen diese Mineralstoffe an ihren ursprünglichen Bestimmungsorten, etwa um die Knochen stark und fest zu bewahren.

Mal abgesehen davon sieht es danach aus, als könnten die ständig entstehenden Säuren auch dafür sorgen, dass sich bestimmte Eiweiße im Blut verändern. Das ist dann wie Pochieren von Eiern: Die Proteine verändern ihre Struktur, sie werden zäh, sobald sie warm oder sauer werden. So können sie nicht mehr das tun, wofür sie gedacht sind. Und dazu gehört möglicherweise, Arthrose beziehungsweise die Schmerzen dabei zu verhindern.

Zugegeben: Auch ich fremdele nach wie vor mit dieser Theorie. Dennoch halte ich es für sehr gut möglich, dass der Säure-Basen-Haushalt die nächste große Sache ist, die aus der Heilpraktiker-Ecke kommend einen festen Platz in der Schulmedizin einnimmt. Genauso wie zuvor die Osteopathie oder die Überzeugung, dass die mikrobielle Besiedelung des Körpers, vor allem die Darmflora, ganz wichtig für unsere Gesundheit ist. Und ich will hier noch – total unwissenschaftlich, ich weiß – eine von mir über alle Maßen geschätzte Physiotherapeutin zitieren, die nun wirklich jeden Tag mit Patienten und ihren Gelenkproblemen zu tun hat. In einem

Nebensatz hat sie einmal zu mir gesagt: »Gelenke, das ist doch meistens Säure/Base.«

Ich bin sehr gespannt, wie sich die Bewertung dieses Konzepts in den nächsten Jahren entwickeln wird. Aber ganz egal, was man abschließend wird beweisen können und was nicht: Die meisten von uns werden doch heute alt und müssen damit rechnen, dass unsere Gelenke irgendwann abgenutzt sind. Und die therapeutischen Möglichkeiten sind, wie schon gesagt, einfach unbefriedigend. Da würde ich doch Säure/Base auf jeden Fall mal probieren, sprich: wenig Fleisch und viel Gemüse essen. Ist sowieso gesünder.

Natürlich gibt es beim Thema Säure-Basen-Haushalt noch viel mehr zu beachten und zu erfahren. Es kann überhaupt nicht schaden, sich mit dem Thema auseinanderzusetzen, Bücher gibt's genug. Und als Einstieg kann ich die Seite der Vereine für unabhängige Gesundheitsberatung UGB empfehlen (ugb.de, und dann weiter über das »Suchen«-Feld). Eventuell ist auch ein Basenpräparat hilfreich, das die so wichtigen Mineralien liefert. Die Auswahl ist riesig, und es kommt meiner Meinung nach gar nicht so sehr auf die einzelnen Verbindungen darin an (also darauf, ob man etwa bei Magnesium ein Citrat, ein Lactat oder Oxid zu sich nimmt). Wählen Sie einfach nach bevorzugter Darreichungsform – Portionsbeutel, Trinkampullen, Tabletten, was auch immer.

Jeden Monat dasselbe – Regelschmerzen

Liebe Frauen und insbesondere liebe junge Mädchen, die ihr häufiger unter Regelschmerzen leidet – ich sage hier das Wichtigste zur Selbstmedikation, auch wenn das in den vorangegangenen Abschnitten Genannte zu Schmerzmitteln natürlich genauso für Regelschmerzen gilt ... Bitte auch die Passage weiter unten zur Endometriose lesen; das Thema liegt mir am Herzen.

Mittel gegen Regelschmerzen

2015 hat sich die *Cochrane Collaboration* des Themas »Schmerzmittel bei Regelschmerzen« angenommen und die bis dahin vorhandenen Studien ausgewertet. Das wichtigste Ergebnis dieser Übersichtsarbeit: **Nicht-steroidale Antirheumatika** (also *NSARs* wie ASS, Ibuprofen und Co.) sind wirksamer als Paracetamol. Und welches *NSAR* soll es nun sein? Die im *Review* ausgewerteten 80 Studien lieferten keine ausreichenden Daten, um das zu beantworten. Fest steht aber: ASS bietet sich nicht an, weil es die Blutungen verstärken könnte – auch wenn es bei der Monatsblutung natürlich keine Wunde gibt, die heilen muss, damit es aufhört zu bluten. Naproxen dagegen überzeugt mit seiner langen Wirkdauer, schließlich halten Regelschmerzen oft viele Stunden an.

Und dann gibt es noch den Wirkstoff **Butylscopolamin**, der infrage kommt, wenn Krämpfe im Vordergrund stehen. Butylscopolamin ist ein krampflösendes Mittel, das beispielsweise auch beim Reizdarm eingesetzt wird. Aber Achtung, wer Herzrhythmusstörungen oder Muskelschwäche hat, darf es nicht nehmen. Das Mittel gibt es auch in Kombination mit Paracetamol – was aus meiner Sicht seit der *Cochrane*-Untersuchung bei Regelschmerzen wenig Sinn ergibt. Besser ist das Monopräparat und dazu eine Naproxen- oder Ibuprofentablette.

Natürlich wäre es schöner, man müsste nicht jeden Monat ein Schmerzmittel einwerfen. Darum lohnt sich der Versuch mit Magnesium, finde ich. Auch wenn ein *Cochrane-Review* von 2012 es als »unwahrscheinlich« beschreibt, dass das Mineral Muskelkrämpfen vorbeugt … Vielleicht sind Unterleibskrämpfe einfach noch mal etwas anderes. Denn ich kenne eine Menge Frauen, die sagen, mit ihrer täglichen Magnesium-Tablette hätten sie so gut wie keine Regelschmerzen. Andere nehmen es sogar nur während der Regelblutung und schwören drauf.

Und auch die Pflanzenmedizin ist beliebt bei Regelschmerzen, vor allem krampflösende Pflanzen kommen zum Einsatz. *Phyto-Papst Schilcher* empfiehlt mehrmals täglich eine Tasse **Gänsefingerkraut-Tee** (einen Teelöffel fein geschnittenes getrocknetes Gänsefingerkraut mit 150 Millilitern kochendem Wasser übergießen, zehn Minuten ziehen lassen, abseihen). Gut in Kombination mit Sitzbädern mit Kamillenblüten- und Schafgarbenkraut-Extrakten. Allein schon das warme Wasser am Unterleib tut bei Regelschmerzen wohl. Auch ein Kamillentee ist hilfreich, schließlich sind Kamillenblüten ein Klassiker bei krampfartigen Bauchschmerzen.

Insgesamt ist mir aber aufgefallen: Die *Monografien* und wissenschaftlichen Belege zur *Phytotherapie* bei Regelschmerzen (Dysmenorrhö) schreiben ihr eher eine bescheidene Wirkung zu. Die *Kommission E* attestiert etwa Gänsefingerkraut gerade mal eine Wirksamkeit bei »leichten dysmenorrhöischen Beschwerden«. Ganz anders ist es im Bereich der traditionellen Pflanzenmedizin. Vom Gänsefingerkraut schwärmte schon Pfarrer Kneipp, heißt es, und Phytotherapeuten raten Frauen mit Hang zu Menstruationsbeschwerden, immer ein Fläschchen Gänsefingerkrauttinktur bei sich zu haben, schreibt Ursel Bühring in ihrem »Praxis-Lehrbuch Heilpflanzenkunde« (siehe Literaturverzeichnis). Ähnliches bei der Kamille: Sie habe schon Millionen von Frauen bei Menstruationskrämpfen Linderung geschenkt, so Ursel Bühring. Die *Kommission E* erwähnt die Kamille gleich gar nicht. Ein schönes Beispiel dafür, dass es eben nicht nur offizielle Empfehlungen gibt. Jede Frau muss selbst herausfinden, was das Beste für sie ist. Wenn man mit solch sanften Mitteln klarkommt – wunderbar.

Noch ein Hinweis zum Schluss: Wer es mit den »Phytos« versuchen will, sollte damit nicht erst anfangen, wenn die Schmerzen da sind, sondern am besten bereits ein paar Tage vor der Regelblutung den ersten Tee trinken. Begründung der Phytotherapeuten: Es ist leichter, die Gebärmutter geschmeidig zu halten, als ein verkrampftes Organ zu entspannen.

Man kann aber auch einen langfristigen Versuch starten, den eigenen Zyklus mit Pflanzenkraft positiv zu beeinflussen. Also gar nicht Monat für Monat neu mit der Behandlung anfangen, sondern grundsätzlich etwas verändern. Allerdings braucht es dafür viel Geduld; die meisten Mittel wirken erst nach Wochen oder sogar Monaten. Darum würde ich so einen Therapieversuch immer mit einer Frauenärztin besprechen, die sich für *Phytotherapie* interessiert – damit ich mir die ganze Mühe nur mit der Pflanze mache, die für mich ganz persönlich am aussichtsreichsten ist. Infrage kommen vor allem der **Mönchspfeffer** (auch Keuschlamm beziehungsweise Vitex agnus castus genannt), die **Traubensilberkerze** (Cimicifuga racemosa), der **Frauenmantel** (Alchemilla vulgaris), die **Schafgarbe** (Achillea millefolium) und das **Gänsefingerkraut** (Potentilla anserina).

Und sonst? **Omega-3-Fettsäuren** kann man versuchen. Eine kleine Studie aus dem Iran zeigte, dass sie den Bedarf an Ibuprofen senken helfen. Klingt nicht so unwahrscheinlich, denn sie könnten die körpereigene Produktion von Schmerz-Botenstoffen (Prostaglandinen) regulieren. Also viel fetten Fisch essen und vielleicht ein Nahrungsergänzungsmittel ausprobieren. Es gibt auch Hinweise darauf, dass Akupunktur Regelschmerzen lindern kann, aber laut *Cochrane-Review* sind die wenigen vorhandenen Daten noch kein stichhaltiger Beweis.

Und was kann man sonst noch tun bei Regelschmerzen?

Alles in allem kommen die meisten Frauen mit diesen Mitteln so weit ganz gut zurecht, ergänzt durch Wärmflasche und Sofa, denn im Liegen sind Krämpfe einfach besser auszuhalten. (Eine Art Wärmflasche, mit der man herumlaufen kann, sind Wärmepflaster, die man sich in Höhe der Schmerzen in den Slip oder ins T-Shirt kleben kann.) Was mir hier besonders wichtig ist: Nehmen Sie Regelschmerzen nicht auf die leichte Schulter. Viel zu lang ist den jungen Mädchen gesagt worden, das sei halt so. Nein, das muss nicht so sein! Es ist nicht normal, wenn man während der Regelblutung vor lauter Schmerzen praktisch ausfällt. Und es ist tragisch, wenn eine Frau das 20 Jahre lang aushält und erst, wenn ihr die Zeit fürs Schwangerwerden davonläuft, dahinterkommt, dass sie eine Endometriose hat. Das ist eine tückische Krankheit, bei der sich Gebärmutterschleimhaut außerhalb der Gebärmutter ansiedelt. Das Gewebe auf Abwegen verhält sich dabei genauso wie das am rechten Fleck: Es baut sich unter dem Einfluss der Zyklushormone auf und blutet während der Periode ab. Das macht nicht nur höllische Schmerzen (je nachdem, wo es sitzt, auch beim Sex oder beim Stuhlgang), es ruiniert auch die Fruchtbarkeit. Darum sind diejenigen Frauen besser dran, die eine frühe Diagnose erhalten. Wird das Gewebe entfernt, hören nicht nur die Schmerzen auf; auch die Familienplanung ist wieder offen. Ich empfehle allen jungen Frauen, die sich immer wieder mit Regelschmerzen herumplagen, mal auf die Seite endometriose-liga.eu zu gehen und dort den »Endo-Test« zu machen. Der gibt nach zwölf Fragen eine Einschätzung, ob die Krankheit »unwahrscheinlich« oder »weniger wahrscheinlich« ist oder ob »Abklärung geboten« scheint. Das sind fünf Minuten, die sich sehr lohnen können.

Zu Frauenarzt oder -ärztin sollte man natürlich trotzdem gehen. Denn der Test (wie alles im Netz, sag ich mal) ersetzt keine ärztliche Diagnose. Und selbstverständlich gibt es noch zahlreiche andere handfeste Gründe für Regelschmerzen, wie etwa Myome, Entzündungen oder Zysten. Mal abgesehen davon können Arzt oder Ärztin auch die Pille verordnen. Und die reduziert Regelschmerzen nachweislich. Die der dritten Generation übrigens noch etwas besser als ältere Östrogen-Gestagen-Kombinationen.

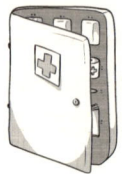

Aus dem Arzneischränkchen geplaudert

Sanft ist nicht gleich sanft

Ob es da auch was Sanftes gebe, gehört definitiv zu den Fragen, die einem in der Apotheke häufig gestellt werden. Fast immer ist die Antwort ja. Es gibt oft eine Alternative zur »chemischen Keule«, also zu einem Medikament mit einer festgelegten Milligrammzahl eines einzigen, im Labor zusammengebauten Wirkstoffs. Es gibt pflanzliche Mittel, es gibt homöopathische Mittel, und dann gibt es noch ein paar andere Sorten, die eher selten verlangt werden, etwa anthroposophische Mittel (die auf Rudolf Steiner zurückgehen) oder spagyrische Medikamente (für die man aufwändig hergestellte Asche in Wasser löst). Nur, was man sich nicht immer so klarmacht: Innerhalb dieser Alternativen sind die Unterschiede gigantisch. Zum Beispiel zwischen *Phytotherapie* und Homöopathie.

Pflanzliche Mittel funktionieren im Prinzip genauso wie chemische: Man braucht eine bestimmte Dosis, und die ruft eine bestimmte Wirkung hervor, indem der Wirkstoff beziehungsweise das Stoffgemisch an bestimmte Rezeptoren andockt, das heißt mit den Strukturen in den Zellen oder Erregern wechselwirkt. Zum Einsatz kommen meist Pflanzenteile (die Blätter bei der Pfefferminze) oder *Extrakte* daraus (wie bei Baldriantinkur). Die Idee dahinter: Gegen so gut wie alles ist ein Kraut gewachsen – schließlich waren Heilpflanzen über Jahrhunderte hinweg die einzige Apotheke. Dass der Begriff »rein pflanzlich« aber immer auch »sanft« bedeutet, ist ein großer Irrtum: Das Krebsmittel Paclitaxel wächst in der Eibe, gängige Wirkstoffe gegen Herzprobleme im Fingerhut. Auch bei pflanzlichen Mitteln ist immer davon auszugehen, dass sie Nebenwirkungen haben können.

Und jetzt wird es ein bisschen kompliziert. *Phytotherapie* ist nämlich auch nicht gleich *Phytotherapie*. Was ich gerade beschrieben habe, ist die sogenannte rationale *Phytotherapie*. Hier kommen standardisierte Arzneimittel zum Einsatz, bei denen ein Mindestgehalt festgelegter Pflanzenstoffe garantiert ist. Es gibt aber darüber hinaus die Behandlung mit den sogenannten traditionellen pflanzlichen Arzneimitteln. Hier geht es mehr um Erfahrungen als um die aktuelle Datenlage, und diese Arzneimittel mussten ihre Wirksamkeit auch nicht durch Studien für die *Zulassung* belegen. Dieser Teil der *Phytotherapie* gehört nicht zur Schulmedizin. Doch oft ist es gar nicht leicht zu erkennen, womit man es gerade zu tun hat.

Für die rationale *Phytotherapie* gilt: Viele ihrer Wirkungen sind inzwischen ziemlich genau untersucht. Es gibt nicht nur viel mehr, sondern auch aussagekräftigere Publikationen als früher, wie etwa Übersichtsarbeiten, die die vorhandenen Daten sammeln und auswerten. Gute Beispiele sind Johanniskraut gegen leichte bis mittelschwere Depressionen, Baldrian bei Unruhe oder Pfefferminze gegen Bauchschmerzen.

Die rationale Pflanzenheilkunde ist nicht umstritten, und wenn sie nicht wirkt, liegt das häufig genug an zu niedrigen Dosierungen oder schlechter pharmazeutischer Qualität. Etwa, weil man einen Lebensmitteltee statt eines Arzneitees genommen hat. Oder ein traditionelles statt eines rationalen Arzneimittels. Rationale Phytotherapeutika gibt es nicht mehr auf Kassenrezept. Auch das trägt dazu bei, dass die Pflanzenmedizin mit wesentlich weniger gut bewiesenen Methoden in einen Topf geworfen wird.

Wie etwa mit der Homöopathie. Dabei liegt homöopathischen Mitteln (meist sind es Kügelchen, Globuli genannt) eine vollkommen andere Idee zugrunde: »Ähnliches möge durch Ähnliches geheilt werden.« Das Konzept geht zurück auf den deutschen Arzt Samuel Hahnemann, der es um 1795 entwickelt hat. Das Prinzip dahinter: Wenn Bienengift bei Gesunden stechende Schmerzen und eine Schwellung hervorruft, dann kann es – ganz stark verdünnt – genau diese Symptome beim Kranken heilen. Globuli mit Apis mellifera (Honigbiene) kommen demnach gegen Insektenstiche und andere Beschwerden zum Einsatz, bei denen stechende Schmerzen im Vordergrund stehen (zum Beispiel Harnwegsinfekte oder Gelenkschmerzen). Bei der Wahl des Mittels sollen aber nicht nur die Symptome, sondern auch der »gemüthliche und geistige Charakter« (so hat es Hahnemann laut Wikipedia formuliert) des Betroffenen berücksichtigt werden. Um einen Patienten mit seinem Krankheitsbild einem bestimmten Arzneimittel zuzuordnen, gibt es ausführliche Tabellen, die Repertorien genannt werden.

Wesentlich dabei ist die Idee der Potenzen, also der Verdünnungen. Es wird ein Teil der sogenannten Urtinktur (häufig ist das eine Mischung aus Ethanol und der Ausgangssubstanz) genommen und im Verhältnis eins zu zehn mit dem Verdünnungsmittel im Mörser minutenlang verrieben oder laaaange geschüttelt. Beim Verdünnungsmittel handelt es sich meist um Milchzucker bei Kügelchen oder Tabletten, ansonsten um Ethanol oder destilliertes Wasser. So entsteht eine D1-Potenz.

Für eine D2 muss man dann einen Teil der D1-Mischung nehmen und wiederum im Verhältnis eins zu zehn verdünnen. Und auf KEINEN FALL darf man für eine D3 die D1 gleich im Verhältnis eins zu hundert verdünnen. Denn dabei würde die Information der Substanz nicht weitergegeben. Wenn man lange genug immer weiter potenziert, entstehen irgendwann Verdünnungen, in denen rein rechnerisch kein einziges Molekül der Ausgangssubstanz mehr enthalten ist. Wohl aber ihre Energie, sagen Homöopathen. Und um die gehe es. Die hohen Potenzen gelten als besonders tiefwirkend.

Etwas Wirkstofffreies soll also wirken. Was kann ich dazu sagen? Ich komme ja bei »Ähnliches möge durch Ähnliches geheilt werden« schon nicht mit. Es erscheint mir in seiner Schlichtheit als ein Gedanke aus einer Zeit, als es noch kein elektrisches Licht gab. Und in der man noch nicht ahnte, wie kompliziert das Leben auch dann sein kann, wenn es einem objektiv gutgeht. Ich persönlich habe noch kein einziges Erlebnis gehabt, das mich von der Wirkung homöopathischer Arzneien überzeugt hätte. Obwohl ich eine ganze Reihe von Zipperlein mit Globuli behandelt habe, bei mir und bei meinen Kindern. Aber ich kenne kluge und tolle Frauen, die die dollsten Dinge bezeugen können. Und die sich immer schon über die auffälligsten Symptome bei ihren Kindern freuten, weil dann die Zuordnung zum homöopathischen Mittel ganz leicht wurde (»Toll, sie ist rechts geschwollen!«).

Homöopathie ist also etwas ganz anderes als die rationale Pflanzenmedizin, auch weil sie keineswegs rein pflanzlich ist, wie das Bienen-Beispiel zeigt. Hier kommen auch mineralische Ausgangsstoffe zum Einsatz, wie die Lava des isländischen Vulkans Mount Hekla. Und Substanzen wie Quecksilber oder Arsen.

Trotzdem mag ich mich nicht aufregen über die Homöopathie. Das tue ich viel eher darüber, wie der Streit um sie geführt wird – im Frühsommer 2019 ist ein Hersteller juristisch gegen eine Kritikerin vorgegangen und wollte ihr verbieten, weiterhin zu sagen, dass die Methode »nicht über einen Placeboeffekt hinaus wirke«. Das geht gar nicht, finde ich. Und aus meiner Sicht muss man da auch gar nicht diskutieren. Selbstheilungskräfte sind doch eine super Sache! Genau die, vermute ich, können die Globuli bei manchen Menschen auslösen, und sie sind eine großartige Arznei. Wer sie abrufen kann – toll! Darüber hinaus punktet die klassische Homöopathie damit, dass sie nicht nur Symptome lindern, sondern heilen will. Ein sehr tröstlicher Gedanke, der manchmal vielleicht allein schon Flügel verleiht, kann ich mir vorstellen.

Darum würde es mir nicht einfallen, die Homöopathie – ganz egal, wie unmöglich es ist, sie naturwissenschaftlich nachzuvollziehen – zu verdammen oder zu verlachen. Das tut nur der, der das Glück hat, mit der Schulmedizin noch nie ratlos gewesen zu sein. Sobald dieser Punkt erreicht ist, verändert sich was. Und wenn jemand seine Magenschmerzen mit Nux vomica in den Griff kriegt, statt die viel zu oft konsumierten *Protonenpumpenhemmer* (siehe Kapitel 3) zu nehmen und Nebenwirkungen wie Osteoporose und womöglich auch Herzinfarkte zu riskieren, dann kann ich das nicht schlecht finden. Immer vorausgesetzt natürlich, man weiß, ab welchem Punkt man wirklich die Schulmedizin braucht. Und immer auf eigene Kosten. Denn dass Krankenkassen wirkstofffreie Medikamente übernehmen, finde ich nicht richtig, da bin ich ganz bei den Homöopathie-Gegnern. Das kann jeder selbst bezahlen, zumal die meisten dieser Mittel ja auch nur ein paar Euro kosten.

Wenn Globuli und Co. nicht wirken, braucht einen das aber nicht zu überraschen. Anders als bei der richtig dosierten beziehungsweise rationalen *Phytotherapie.* Meine persönliche Vermutung ist, dass es Menschen gibt, deren System auf Homöopathie anspringt, und andere, die auf den Impuls zur Selbstheilung – sei es nun durch »Information« oder durch Suggestion in Form von Kügelchen oder anderen Mitteln – nicht reagieren. Ich kann nur sagen, dass ich selbst eindeutig zur zweiten Gruppe gehöre.

Kapitel 2
Hatschi, Schneuz und Schnief

Was banale Infekte lindert.

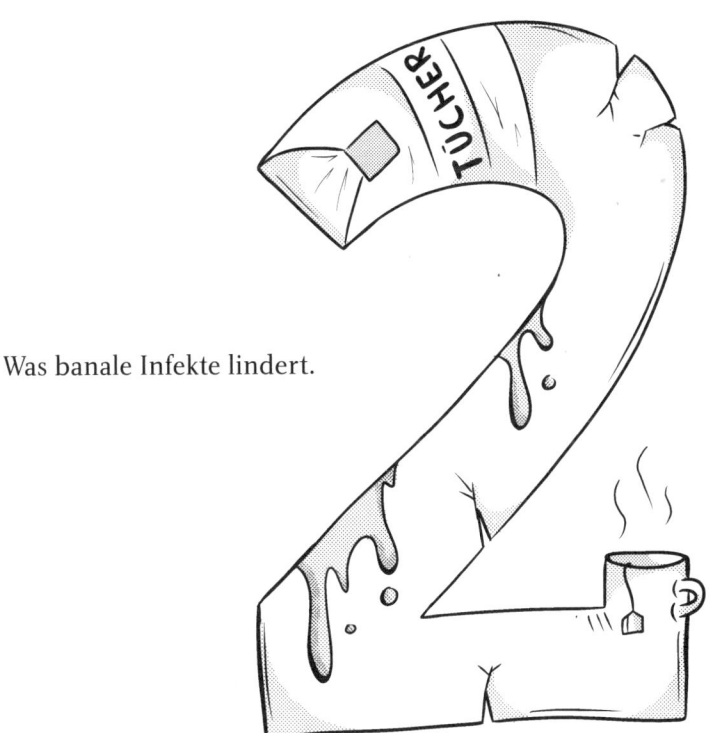

Phase 1 – Es kratzt im Hals

Alle Jahre wieder kommt sie, die Erkältung. Und zwar in drei Phasen. Was Sie in jeder Phase tun können, um sich etwas besser zu fühlen, erfahren Sie jetzt.

Dieses miese Gefühl. Es kratzt im Hals. Und man weiß ganz genau: Da ist was im Anmarsch. Fast noch mieser, als wenn man sich dann mit den eigentlichen Erkältungssymptomen Schnupfen, Husten usw. herumschlägt. Die große Frage jetzt ist doch: Kann man noch etwas tun, um das Ruder rumzureißen? Und wie lassen sich Halsschmerzen lindern? Ein paar Ideen hätte ich.

Tee trinken. Und zwar am besten Salbeitee, denn er enthält entzündungshemmende *ätherische Öle* sowie *Gerbstoffe*. Letztere ziehen die oberste Schicht der entzündeten Schleimhaut ganz leicht zusammen und stärken so deren Widerstandskraft. Eine super Sache, denn jedes Räuspern und Husten strapaziert das Gewebe aufs Neue, sodass die darin liegenden Nervenfasern mehr oder weniger frei liegen, was sie noch empfindlicher macht. Außerdem ist die gegerbte Oberfläche weniger einladend für weitere Erreger. Übrigens enthält auch grüner und schwarzer Tee reichlich Gerbstoffe.

Bonbons lutschen. Natürlich funktioniert Salbei auch als Bonbon beziehungsweise Dragee zum Lutschen. Aber auch jedes andere, vollkommen wirkstofffreie Bonbon macht den Speichel etwas dickflüssiger, egal ob zuckerhaltig oder zuckerfrei. Das ist angenehm bei Halskratzen, vor allem, wenn es sich anfühlt wie eine trockene Stelle im Hals, die man mit Speichel nicht benetzen kann. Die zähere Spucke haftet besser an der gereizten Rachenschleimhaut und schirmt so die Nervenfasern im entzündeten Bereich etwas ab, was das Halskratzen sofort lindert. Nach zehn bis 30 Minuten ist dazu allerdings das nächste Bonbon nötig. Alternative: Kaugummis. Sie erhöhen den Speichelfluss, sodass mehr Flüssigkeit zum Abschirmen da ist. Auch Mineralsalzpastillen sind gut und zusätzlich leicht entzündungshemmend. *Schleimstoffe* wie Hyaluronsäure bedecken die Schleimhaut spürbar und effektiv. Weil sie sich aber auch schleimig im Mund anfühlen, sind sie nicht jedermanns Sache. Isländisch Moos kann ich ebenfalls als Schleimhautschutz empfehlen. Und auch *Saponine*, wie sie beispielsweise in der Primelwurzel stecken, legen sich schützend auf die Schleimhaut.

Schmerzen stillen. Wenn das üble Gefühl im Hals mehr ist als ein Kratzen, also ein richtiger Schmerz, kann man eine Lutschtablette mit einem Lokalanästhetikum wie Benzocain, Lidocain oder auch Ambroxol nehmen. Letztere Substanz war lange nur als Hustenlöser im Einsatz, doch es hat sich gezeigt, dass sie die Aktivität der sensorischen Nerven herabsetzt, sodass man den Schmerz weniger stark spürt.

Vorteil bei den Lokalanästhetika: Nicht nur der Schmerz, auch ein möglicher Hustenreiz lässt nach. Nachteil: Im Mund fühlt es sich taub an. Sanfte Alternative ist ein Pfefferminzbonbon, denn auch Menthol wirkt lokal anästhetisch (schmerzstillend). Und vor kurzem habe ich einen Halsschmerz-Spray mit Glycerol ausprobiert, einem stark wasserziehenden Wirkstoff. Wenn man ihn auf die entzündete, geschwollene Rachenschleimhaut sprüht, zieht er Flüssigkeit heraus und sorgt so für eine gewisse Linderung. Ähnlich funktionieren Sprays mit hochkonzentrierter (»hypertoner«) Kochsalzlösung, die rein physikalisch bedingt den Drang hat, sich zu verdünnen – und dazu gern auf die Flüssigkeit aus der Schwellung zurückgreift. Die Idee finde ich im Prinzip nicht schlecht, kann mir aber nicht vorstellen, dass die Sprühschicht sich lange hält. Mal abgesehen davon kann ich das Gefühl, mir etwas in den Hals zu sprühen, einfach nicht leiden.

Darum nehme ich ganz einfach eine Ibuprofen, wenn ich Halsschmerzen habe, so wie es im Übrigen auch die Deutsche Gesellschaft für Allgemeinmedizin und Familienmedizin (DEGAM) empfiehlt. Das ist zwar subjektiv eine Übertherapie – warum sollte man etwas schlucken, wenn man es auch lokal behandeln kann? Doch die Datenlage zu den Lokalanästhetika ist im Vergleich zu der von Schmerzmitteln bescheiden. Und Ibuprofen hat zusätzlich zur schmerzstillenden Wirkung eine entzündungshemmende Komponente, was bei Halsweh – für gewöhnlich durch Entzündungen bedingt – natürlich absolut willkommen ist.

Eher zweifelhafte Strategien. Manche Halsschmerz-Lutschtabletten enthalten noch immer lokal wirksame Antibiotika wie Tyrothricin. Die sind zwar in punkto Resistenzbildung längst nicht so problematisch wie diejenigen, die man schluckt, denn lokal wirksame Antibiotika gehen in der Magensäure kaputt. Doch dass diese Wirkstoffe etwas bringen, ist unwahrscheinlich: Rund 90 Prozent der Halsschmerzen sind viral bedingt, und gegen Viren können Antibiotika absolut gar nichts ausrichten. Auch Antiseptika, sozusagen Desinfektionsmittel, die in Halstabletten und Gurgellösungen stecken, erscheinen mir als ein Konzept aus dem letzten Jahrhundert. Wirkstoffe wie Dichlorbenzylalkohol oder Chlorhexidin sollen den Erregern im Rachen möglichst frühzeitig zusetzen, damit diese sich nicht vermehren können. Doch auch Antiseptika wirken kaum gegen Viren. Und was Bakterien angeht, schaden sie nicht nur den Krankheitserregern, sondern auch den guten Mundbakterien – nämlich jenen, die unter anderem unsere Mundhöhle vor Eindringlingen schützen.

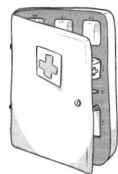

Aus dem Arzneischränkchen geplaudert

Was Gummibärchen in der Apotheke zu suchen haben

Sie liegen tütenweise vor den Kassen oder stehen in großen, bunten Aufstellern im Verkaufsraum herum: Bonbons und Gummibärchen. Was haben die in der Apotheke zu suchen? Und warum dürfen Apotheken Süßigkeiten überhaupt verkaufen? Das liegt daran, dass zu den »apothekenüblichen Waren« laut Apothekenbetriebsordnung eben nicht nur Medikamente gehören, sondern unter anderem auch »Mittel sowie Gegenstände und Informationsträger, die der Gesundheit von Menschen und Tieren unmittelbar dienen oder diese fördern«. Und das schließt alles mit ein, was sich im Mund auflöst, ganz unabhängig davon, ob es mit Vitaminen aufgejazzt wurde oder nicht. Schließlich tut das Lutschen selbst dem gereizten Hals gut. Allerdings werden die meisten Gummibärchen nicht gelutscht, sondern zerkaut und zügig weggenascht. Ist zumindest meine Erfahrung.

Ich vermute, dass die Urmutter der überteuerten Apotheken-Bonbons Salmiakpastillen sind. Auf die schwören viele bei Halskratzen (mit eindeutigem Nord-Süd-Gefälle innerhalb Deutschlands und Europas). Das leicht saure Salmiaksalz – Ammoniumchlorid – ist tendenziell desinfizierend, weil es Ammoniak freisetzt, wenn es mit dem Speichel in Kontakt kommt. Salmiak wird aber auch immer schon Lakritze beigemischt, deren Grundlage der Süßholzwurzelextrakt ist, ein traditionelles Mittel gegen Husten. Und da – schwupps – muss irgendwann etwas aus dem Ruder gelaufen sein. Denn in den Aufstellern gibt es eben nicht nur pure Salmiak- beziehungsweise Süßholzprodukte, sondern vor allem Lakritz im dicken Zuckermantel und Gummibärchen in allen Variationen. Und ganz normale Bonbons in zahlreichen Geschmacksrichtungen. Kann man alles machen, nach Apothekenbetriebsordnung.

Aber, liebe Apothekenleiter, hört doch bitte endlich damit auf, den Kindern Traubenzuckerbonbons anzudrehen. Das stammt aus einer Zeit, wo wir noch kein Problem mit Übergewicht hatten ... Noch nicht mal in punkto Halskratzen bringen sie was, weil sie so schnell zerfallen.

Ich würde Bonbons im Supermarkt kaufen, bevorzugt zuckerfrei, für einen Bruchteil des Geldes. Oder Lakritz, ohne Zuckerschicht drumrum, am besten »Erwachsenenlakritz«. Wenn dieses Wort auf der Packung steht, hat das Produkt mindestens zwei Prozent Ammoniumchlorid. »Extra stark« bedeutet, dass zwischen 4,49 und 7,9 Prozent drin sind. Höhere Anteile sind in Deutschland nicht erlaubt.

Auch wenn die Behörden ganz klar zwischen Arzneimittel und Süßigkeit unterscheiden, erscheinen die Übergänge teilweise fließend, wie etwa bei Salbeidragées, die ja schon wie eine Pille aussehen und auch viel bringen. Oder eben bei Salmiakpastillen. Ein gewisses Unterscheidungsmerkmal ist, ob man als Kunde einfach danach greifen kann: Apothekenpflichtige Arzneimittel dürfen so nicht angeboten werden, sie müssen hinter den Tresen (den »Handverkaufstisch«) beziehungsweise in die Schublade. 🞤

Phase 2 – Die Erkältung ist da

Es ist »nur« eine Erkältung. Völlig banal. Und sie nützt wohl sogar etwas, denn etwa zwei Infekte pro Jahr gelten als effektives Training fürs Immunsystem. Doch sich das zu sagen ist oft nur ein schwacher Trost. Denn jedes Mal wieder finde ich erstaunlich, *wie* schlecht man sich mit etwas so Banalem fühlen kann, selbst wenn kein Fieber mit im Spiel ist.

Dabei wissen wir alle: Es gibt keine Medikamente gegen Erkältungsviren. Trotzdem ist das Bedürfnis riesengroß, sich besser zu fühlen, und damit auch der Hang, was zu nehmen. Selbst unter Fachleuten übrigens. Die Firma Stada, Hersteller des Erkältungsmittels Grippostad, vermeldete dazu die Ergebnisse einer Umfrage: Demnach nehmen 43 Prozent aller Ärzte, Apotheker und pharmazeutisch-technischen Assistentinnen (PTAs) etwas gegen die Symptome; konkret sind es 60 Prozent bei den Apothekern, es folgen die PTAs mit 44 Prozent, bei den Ärzten ist es jeder Dritte. Aus diesen Zahlen kann man wohl auch ablesen, dass derjenige, der an den Arzneien verdient, sie positiver bewertet.

Was genau die Fachleute nehmen, das sagt die genannte Umfrage nicht. Reine Spekulation, ob es Kombinationsmittel sind, also spezielle Erkältungsmittel wie Wick MediNait oder eben Grippostad, die von allem etwas enthalten: typischerweise ein Schmerzmittel wie Paracetamol, ein Dekongestivum (eine Art Schnupfenspray zum Schlucken) und eventuell weitere Zutaten wie Koffein für tagsüber oder Doxylamin (ein rezeptfreies Schlafmittel, siehe Kapitel 5) zur Nacht. Solche Mittel sind umstritten, ähnlich wie die Kombipräparate bei Schmerztabletten (siehe Kapitel 1). Vor allem, weil unklar ist, auf welchen der Arzneistoffe eventuelle Nebenwirkungen zurückgehen, und auch wegen der enthaltenen Dekongestiva. Was die können, ist nämlich schlecht belegt, sagt *Cochrane*.

Ich persönlich finde, ein Nasenspray bringt mehr – und hat den Vorteil, dass er vor Ort wirkt und sich nicht im ganzen Körper verteilt. Ich würde darum eher eine Ibuprofen und Nasenspray nehmen und vielleicht noch einen Kaffee dazu trinken, als mir ein Kombimittel reinzuziehen. Und wenn, würde ich immer eines mit Ibuprofen oder ASS nehmen. Denn Paracetamol fehlt ja die entzündungshemmende Komponente, von der man nur profitieren kann mit einer fetten Erkältung. Schließlich spielen entzündliche Prozesse hier eine Rolle. Ich weiß aber, dass viele auf die Kombimittel schwören. Mein Mann zum Beispiel. Er nimmt sie genau dann, wenn er sich dopen will für einen Termin, den er trotz Erkältung nicht absagen kann. Für solche Zwecke sind sie ja auch gedacht. Die Gefahr ist nur, dass man sich viel zu wenig schont, weil man sich durch die Mittel besser fühlt. Nicht in die »Wieso, es geht doch wieder!«-Falle zu tappen finde ich schon mit einer schlichten Ibuprofen manchmal ganz schön schwierig.

Keine Angst vor Nasenspray

Ja, es stimmt. Wenn man Schnupfensprays länger als einige Tage nimmt, riskiert man, sich die Nasenschleimhaut kaputtzumachen und sich an die Mittel zu gewöhnen. Dann kann man über kurz oder lang ohne gar nicht mehr frei atmen, gerade nachts. Das ist bekannt, und auch pflegende Zusätze wie Dexpanthenol ändern grundsätzlich nichts an dem Effekt. Trotzdem sind Nasensprays sehr hilfreiche Mittel, die einen eine Erkältung besser überstehen lassen – einfach, weil man wieder frei atmen kann! Und die dafür sorgen, dass das Sekret leichter abläuft und die ganze Nase besser belüftet wird, weswegen sie gerade für all diejenigen sinnvoll sind, die zu Nasennebenhöhlenentzündungen (Sinusitis) oder Mittelohrentzündungen neigen. Weil viele Erkältete aber vor ihnen zurückschrecken, hier ein paar Tipps, wie man Probleme verhindert:

Einen Spray ohne Konservierungsstoffe wählen. Ich finde es ja immer super, wenn man durch intelligente Verpackung Chemie vermeidet. Sprich: verhindert, dass Erreger und andere Keime von außen in die Arznei gelangen können, und diese deshalb nicht chemisch stabilisiert werden muss. Bei den Nasensprays ergibt das besonders viel Sinn, denn die Konservierungsstoffe selbst – wie etwa das gern verwendete Benzalkoniumchlorid – sind für die Nasenschleimhaut bereits problematisch. Anhand der vorliegenden Studien müsse davon ausgegangen werden, dass Benzalkoniumchlorid die Nasenschleimhaut reizt und schädigt, heißt es etwa in der aktuellen Leitlinie zur Nasennebenhöhlenentzündung der Deutschen Gesellschaft für Allgemeinmedizin und Familienmedizin, der DEGAM.

Die Kinderdosierung nehmen. Sie ist für gewöhnlich halb so hoch. Gerade, wer nur ganz selten Nasenspray braucht, kommt oft damit aus. Wenn man dann allerdings dauernd nachsprüht, hat sich dieser Tipp erledigt.

Erst an Tag drei damit anfangen. Meist schwillt die Nasenschleimhaut erst nach ein paar Tagen an. Vorher läuft die Nase vor allem, man kann aber noch durch sie atmen. Diesen Fließschnupfen besser einfach nur wegtupfen.

Nicht rund um die Uhr sprühen. Nach drei Tagen das Spray nur noch zur Nacht nehmen.

Nur in ein Nasenloch sprühen. Vielleicht reicht das für eine ruhige Nacht? Am nächsten Abend ist dann das andere dran. So kann man auch versuchen, sich das Sprayen abzugewöhnen.

Einen hypertonen (höher konzentrierten) Salzwasserspray anschaffen, der nur leicht abschwellend wirkt. Immer mal ausprobieren, ob sein Effekt schon reicht. In dem Spray sind pro Milliliter mehr gelöste Teilchen als in der Schleimhaut beziehungsweise in den Körperflüssigkeiten. Das hat den Effekt, dass der Spray, wenn er auf der Nasenschleimhaut ankommt, sich unbedingt verdünnen will, um sich der Umgebung anzugleichen. Zu diesem Zweck zieht er Wasser an, auch aus der geschwollenen Nasenschleimhaut, die dadurch etwas abschwillt.

Übrigens: Die Wirkdauer der einzelnen Substanzen reicht von vier Stunden (zum Beispiel bei Tramazolin) bis zu zwölf Stunden (Oxymetazolin). Wer möglichst niedrig dosiert und konservierungsmittelfrei sprüht, darf bis zu zehn Tage dabeibleiben, so die Empfehlung der DEGAM.

Erkältung oder Allergie: Was ich Dauer-Schnupfnasen immer mal sagen wollte

Als ich meinen Mann erst ein paar Wochen kannte, erklärte er mir eines Morgens schniefend: »Ich bin seit 20 Jahren erkältet.« Das hielt ich erstmal für einen Witz, doch es stimmte: Dauernd war seine Nase verstopft, und er fühlte sich oft kränkelnd. Aber irgendwie hatte er beschlossen, das einfach zu ertragen. Was soll man auch tun gegen häufige unterschwellige Infekte? Dagegen gibt es keine Tabletten, und es war ja auch nichts Ernstes. Es dauerte noch zehn Jahre, dann war seine Nase plötzlich frei. Was war passiert? Unsere Tochter hatte, nachdem sie mehrere Lungenentzündungen überstehen musste, die Diagnose »allergisches Asthma« erhalten – das fand ich überraschend, denn in unserer Familie hatten Allergien bis dahin praktisch keine Rolle gespielt. Sie reagiert wie etwa sieben Prozent der Deutschen allergisch auf die Ausscheidungen von Hausstaubmilben, die vor allem in Matratzen zuhause sind. Der Kinderarzt verordnete eine Sanierung ihres Bettes, damit sie nachts nicht länger einatmen muss, was ihr schadet. Und weil die Kleine damals nachts noch oft zu uns kam, haben wir gleich alle Betten im Haus vollständig mit

Milbenschutzbezügen (Encasings) versehen. Tja, und das hat auch für meinen Mann den Unterschied gemacht. Mit einem Mal wurde er morgens wach und konnte gut durchatmen. Nach 30 Jahren.

Nun leben wir glücklich in einem milbenarmen Haushalt und führen kontinuierlich den Kampf gegen die winzigen Spinnentiere, die so viel Ärger machen. Insbesondere zu Beginn der Heizsaison müssen wir aufpassen. Denn in trockener Heizungsluft gehen Milben zugrunde, darum fliegen im Oktober immer besonders viele Allergene durch die Luft, und das spüren Allergiker sofort. Ich kann jedem, der um diese Jahreszeit plötzlich anhaltenden Schnupfen hat, nur raten, mal einen Allergietest zu machen. Insbesondere, wenn der typische Verlauf der Virusinfektion – Halskratzen, Fließschnupfen, verstopfte Nase, Husten – nicht auszumachen ist, sondern immer nur die Nase zugeht. Es muss ja nicht 30 Jahre dauern, bis es besser wird.

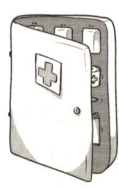

Aus dem Arzneischränkchen geplaudert

Was man alles sicherstellen muss, um ein Arzneimittel überhaupt verkaufen zu dürfen

»Zu Risiken und Nebenwirkungen fragen Sie Ihren Arzt oder Apotheker«: Ich glaube, über diesen Satz haben sich schon viele lustig gemacht. Er wirkt ja auch total bescheuert am Ende einer Fernsehwerbung, und dass er meist extra schnell gesprochen wird, um teure Werbesekunden zu sparen (siehe

Kapitel 3), hilft auch nicht dabei. Warum machen die Firmen das, fragt man sich und kann sich selbst die Antwort geben: weil sie müssen.

Dieser Satz ist die Spitze eines Eisbergs. Er ist das, was jedermann mitbekommt von den unfassbar vielen Gesetzen und Regelungen, denen man unterliegt, wenn man in Deutschland Arzneimittel herstellen oder verkaufen will. Bei Print-Werbung sieht man einerseits etwas mehr davon, andererseits ist es leichter, darüber hinwegzublättern: In Zeitungen und Zeitschriften muss der Pflichttext (mit der Zusammensetzung, den Anwendungsgebieten, eventuellen Warnhinweisen uvm.) mit abgedruckt werden, ein meist in schwarzer Schrift auf weißem Grund formuliertes Winziggedrucktes. Natürlich darf in der Arzneimittelwerbung nichts Irreführendes kommuniziert werden. Es darf also keine Wirkung versprochen werden, die das Mittel nicht hat, das steht so klipp und klar im Heilmittelwerbegesetz, Paragraph 3. So klar, dass ich mich schon gewundert habe, was Anzeigen und Werbe-Clips alles so behaupten. Hier wird offenbar fröhlich ausprobiert, womit man gerade noch durchkommt. Für rezeptpflichtige Arzneimittel zu werben ist – anders als etwa in den USA – in Laienpresse, Fernsehen und Rundfunk in Deutschland verboten.

Der Grund für diese Regelungen ist immer der Schutz des Verbrauchers. Der Gesetzgeber sieht es grob gesagt so: Der Laie hat keine Möglichkeit, die Risiken und Nebenwirkungen auf Basis der Werbung zu erfassen. Es liegt in der Natur der Werbung, dass sie nur die guten Seiten eines Produkts darstellt. Aber Arzneimittel sind ein besonderes Gut, sie haben immer auch schlechte Seiten – und sei es, dass sie mit dem Risiko daherkommen, gar nichts zu bewirken. Darum darf für sie nur geworben werden, wenn zumindest klar ist, dass es Risiken und Nebenwirkungen gibt und wo man mehr darüber erfährt. Journalisten und Blogger dagegen können Sachen sagen wie »XY ist super gegen Z«, selbst wenn es nicht bewiesen (sondern nur ihre Überzeugung) ist. Auch darin liegt eine große Verantwortung.

So weit zur Spitze des Eisbergs.

Dicht unter der Oberfläche liegt die zwei Ordner dicke Apothekenbetriebsordnung (ApBetrO), die man noch durchschimmern sieht. Zum Beispiel dann, wenn man spätabends oder sonntags ein Arzneimittel braucht. Paragraph 23 verpflichtet zur ständigen Dienstbereitschaft. Not- beziehungsweise Nachtdienste inklusive, während derer sich »der Apothekenleiter oder eine vertretungsberechtigte Person in unmittelbarer Nachbarschaft zu den Apothekenbetriebsräumen aufhält und jederzeit erreichbar ist«. Abweichungen muss die zuständige Behörde genehmigen, und das tut sie nur, wenn die Arzneimittelversorgung durch eine andere Apotheke sichergestellt ist. Paragraph 4 regelt die Räumlichkeiten: Die Apotheke »muss mindestens aus einer Offizin, einem Laboratorium, ausreichendem Lagerraum und einem Nachtdienstzimmer bestehen. Das Laboratorium muss mit einem Abzug mit Absaugvorrichtung oder mit einer entsprechenden Einrichtung, die die gleiche Funktion erfüllt, ausgestattet sein. Die Grundfläche der genannten Betriebsräume muss mindestens 110 Quadratmeter betragen.«

In der Apothekenbetriebsordnung gibt es exakte Regelungen für alles, vom Personal (es muss beispielsweise immer eine Apothekerin/ein Apotheker anwesend sein) über die vorzunehmenden Prüfungen jeder Heilpflanzen-Lieferung und jeder Salbengrundlage, die ankommt (und deren Dokumentation per Prüfprotokoll!), bis zu bestimmten Arzneimitteln, die immer vorrätig sein müssen. Und in regelmäßigen Abständen kommt die Behörde zur Revision und guckt, ob all diese Regelungen auch umgesetzt werden. Wer nur einen kurzen Blick in die ApBetrO wirft, hat sofort verstanden, warum eine Tube Zahnpasta in der Apotheke nicht so billig sein kann wie in der Drogerie oder im Supermarkt.

Von den Regelungen zur GMP, zur Good Manufacturing Practice oder Guten Herstellungspraxis, bekommt man als Verbraucher dagegen für gewöhnlich gar nichts mit. Sie sind die Basis für die Herstellung von Arzneimitteln, eine Betriebsordnung für pharmazeutische Hersteller. Verlassen Sie sich drauf, dass auch hier alles geregelt ist: von der Ausbildung der Herstellungsleiter über die Räumlichkeiten, wie oft im Verlauf der Produktion geprüft werden muss, ob auch alles läuft wie geplant, und wie man Verwechselungen ausschließt. Alles mit entsprechender Dokumentation, ist ja klar. Es geht immer darum, Herstellungsfehlern vorzubeugen, weil natürlich auf keinen Fall zu viel oder zu wenig Wirkstoff im fertigen Produkt enthalten sein darf. Jedes Unternehmen, das Arzneimittel produziert, ist verpflichtet, nach GMP zu arbeiten; das wird regelmäßig behördlich überprüft. Wenn die Inspektoren Mängel finden, droht im schlimmsten Fall, dass die Produkte aus dieser Fabrik aus dem Verkehr gezogen werden. Klar, dass die GMP auch für die Hersteller von Wirkstoffen gilt, und vermutlich brauche ich gar nicht mehr zu erwähnen, dass ein pharmazeutischer Hersteller seine Wirkstoffe nur bei Unternehmen einkaufen darf, die nach GMP produzieren – und nicht billiges Material aus der chemischen Industrie.

Das aller-, alleraufwändigste ist aber vermutlich die *Zulassung*. Dieser *Zulassung* bedarf es, um ein Arzneimittel überhaupt verkaufen zu dürfen. Dazu muss das herstellende Unternehmen ein Dossier bei der zuständigen Behörde (in Deutschland ist es das *BfArM*, das Bundesinstitut für Arzneimittel und *Medizinprodukte*, vieles läuft aber über die zentrale europäische Behörde EMA, die European Medicines Agency mit Sitz in London beziehungsweise Amsterdam) einreichen. Dieses Dossier belegt die Wirksamkeit, die Sicherheit und die Qualität des Arzneimittels bei einer bestimmten Indikation (also etwa bei mittelschweren Schmerzen). In einem Abschnitt zur Sicherheit innerhalb des Dossiers geht es um die Risiken, die das Arzneimittel hat. Und im Kapitel zur *Qualität* muss der Hersteller zeigen, wie er gewährleisten will, dass sein Produkt immer genauso hergestellt wird wie für die klinischen Studien und exakt dieselben Eigenschaften hat. Ein Dossier für ein Arzneimittel mit einem ganz neuen Wirkstoff ist locker 200.000 Seiten dick. Darin gehen Daten aus Versuchen im Reagenzglas ein, aus Tierversuchen sowie aus klinischen Studien (das sind Versuche mit gesunden Probanden, später auch mit Patienten). Natürlich muss auch der angedachte Beipackzettel Teil des Ganzen sein. Auf Basis dieses Dossiers entscheidet die Behörde, ob das Arzneimittel mehr nutzt als schadet. Wenn ja, erhält es die *Zulassung*.

Wer mehr wissen will, sollte das Buch »Arzneimittel verstehen« von Robert Schultz-Heienbrok lesen (siehe Literatur). Mir geht es hier vor allem darum, Sie auf die »Eismassen« aufmerksam zu machen, mit denen wir es im Umgang mit Arzneimitteln zu tun haben. Während von frei flottierenden Eisbergen für den Schiffsverkehr eine Gefahr ausgeht, ist es hier allerdings umgekehrt: Der ganze für den Verbraucher weitgehend unsichtbare Berg ist nur dazu da sicherzustellen, dass wir nützliche Arzneimittel im Angebot haben und bestmöglich damit umgehen. Insofern finde ich es total super, dass das in Deutschland und Europa alles so detailliert geregelt ist. Ich bin ein Fan davon, dass der Staat den Verbraucher schützt – bei den importierten Arzneistoffen hat er gerade erst nachgearbeitet, damit sich ein Skandal wie der 2018 um verunreinigtes Valsartan (ein Blutdruckmittel) aus China nicht wiederholen kann. Und wenn im Alltag oft in Vergessenheit gerät, dass Arzneimittel eben auch Risiken haben, dann ist das eine Auswirkung all dieser Regelungen. Ein Privileg, das wir nur infolge der strengen Auflagen genießen können. Sie machen es möglich, dass uns der ganze Aufriss manchmal lächerlich erscheint, eben wie der Satz am Ende der Fernsehwerbung.

**Und was kann man sonst noch tun,
wenn man erkältet ist?**

Sich ausruhen! Und dem Körper die Gelegenheit geben, mit den Viren fertigzuwerden. Denn die Horrorgeschichten, die man immer wieder hört, sind manchmal leider Realität: Junge Leute, die innerhalb von Wochen Kandidaten für Herztransplantationen werden, weil sie den banalen Infekt ignoriert haben und das Pech hatten, eine Herzmuskelentzündung zu entwickeln. Schon ganz normale Komplikationen wie eine Nasennebenhöhlen- oder Mittelohrentzündung (ja, die trifft nicht nur Kinder!) können einen vollkommen lahmlegen. Diese Folgeerkrankungen sind gerne bakteriell bedingt, sogenannte Superinfektionen, denn eine schöne, warme, virusbedingte Schleimschicht ist für Bakterien das kuscheligste Zuhause und geradezu eine Einladung, sich breitzumachen. Darum ist plötzliches Fieber, nachdem man sich schon tagelang mit einer Erkältung herumgeschlagen hat, immer ein Grund, zum Arzt zu gehen.

Aber was hilft, wenn sich so ein Infekt hinzieht, es mal besser, mal wieder etwas schlechter geht? Wenn man sich fragt, ob man es noch mit der Erkältung oder womöglich doch schon mit einer Komplikation zu tun hat? Dann gibt es noch ein Ass, das man aus dem Ärmel ziehen kann, bevor womöglich ein Antibiotikum nötig wird: **»pflanzliche Antibiotika«**. Ich verwende hier Anführungszeichen, weil ich den Begriff Antibiotikum als Bezeichnung für einzelne Wirkstoffe kennengelernt habe, die nach einem eindeutigen Prinzip in den Stoffwechsel von Bakterien eingreifen und sie dadurch schädigen. Das trifft auf die pflanzlichen Mittel so nicht zu. Ihre komplexen Wirkstoffgemische greifen Erreger auf vielen Ebenen gleichzeitig an. Wie genau, weiß man oft noch gar nicht. Aber dass sie es können, zeigt zum Beispiel eine Studie der Universität Freiburg: Senföle aus Meerrettich und Kapuzinerkresse (sie geben den Pflanzen den scharfen Geschmack) wirken gegen eine Vielzahl von Infektionserregern. Darunter auch Problemkeime, gegen die zahlreiche Antibiotika bereits resistent sind. Und das Beste daran: Senföle bekämpfen zusätzlich Viren und Pilze, was Antibiotika nicht fertigbringen.

Pflanzliche Antibiotika kommen unter anderem bei Blasenentzündungen und bei Atemwegsinfekten zum Einsatz, die ja beide noch immer viel zu oft mit Antibiotika behandelt werden. Insofern sind sie für mich Mittel unserer Zeit. Abgesehen davon, dass Meerrettich-Kapuzinerkresse-Tabletten schon beim Schlucken schmecken, als würde man in die Botanik beißen, haben sie noch einen weiteren kleinen Nachteil: Mit drei- bis fünfmal täglich je vier bis fünf Filmtabletten (Dosierung von »Angocin Anti-Infekt«, andere Tabletten mit dieser Pflanzenkombination kenne ich nicht) muss man sehr viele Tabletten nehmen und sehr regelmäßig sowie über einen längeren Zeitraum auch daran denken. Aber Letzteres gilt ja ebenso für die meisten Antibiotika.

Das Beste ist Inhalieren

Total unterschätzt, meiner Meinung nach, vor allem bei Schnupfen, ist Inhalieren. Zum Inhalieren braucht man nichts weiter als kochend heißes Wasser und ein Handtuch, das den Wasserdampf vom Entfleuchen abhält. Dann lässt er sich gut einatmen. Der Dampf wirkt zwar nicht gegen Viren, aber er befeuchtet die strapazierten Schleimhäute und regt die Durchblutung an. Das macht es leichter, Schleim loszuwerden. Außerdem arbeitet das Immunsystem in gut befeuchteten Schleimhäuten am besten.

Wenn man dem Wasser *ätherische Öle* zusetzt, funktioniert das Ganze noch besser – etwa Eukalyptus-, Latschenkiefer-, Pfefferminz- oder Fichtennadelöl, wie sie in Inhalationszusätzen aus der Apotheke stecken. Diese Öle enthalten Naturstoffe wie Cineol, das antibakteriell und schleimlösend wirkt. Solche Stoffe können allerdings die Augen reizen, also Augen zu oder einen Plastik-Inhalator mit einem Nase-Mund-Aufsatz benutzen.

Man liest immer wieder, dass es sich auch mit Kochsalzlösung gut inhalieren lässt, indem neun Gramm Salz in einem Liter Wasser aufgekocht und der Dampf dann eingeatmet wird. Das Salz bringt allerdings keinen Zusatznutzen, denn nach den Gesetzen der Physik bleibt es im Topf, und man atmet nur den Wasserdampf ein. Salzzugaben (in Form von fertigen Lösungen) machen erst mit einem elektrischen Inhaliergerät Sinn, einem Vernebler, den man in vielen Apotheken auch leihen kann (man kauft aus hygienischen Gründen die Aufsätze). Inhaltionsgeräte können deutlich feinere Nebel herstellen als die, zu denen der Wasserdampf aus dem Topf kondensiert. Darum gelangt die Feuchtigkeit aus Inhaltionsgeräten bis in die Bronchien, mit der »Topf-Methode« schafft sie es nur bis etwa zum Kehlkopf. Das reicht aber insbesondere bei Schnupfen völlig aus, die Vernebler sind darum eher etwas für Patienten mit Bronchitis oder mit dauerhaften Lungenerkrankungen wie etwa Mukoviszidose. Auch wenn nach einem Infekt das Gefühl zurückbleibt, in den Bronchien verschleimt zu sein, kann regelmäßiges Inhalieren mit einem Vernebler richtig was bringen.

Ich persönlich inhaliere am liebsten mit Kamille. Der Einfachheit halber werfe ich zwei Teebeutel in die Schüssel. Ideal wäre ein Kamillenextrakt aus der Flasche, weil da mehr *ätherische Öle* und andere Kamillen-Inhaltsstoffe drin sind.

Kamille wirkt entzündungshemmend. Damit die wohltuenden Dämpfe auch wirklich gut ans Ziel kommen, nehme ich vor dem Inhalieren Nasenspray, zumal die bessere Durchblutung der Schleimhaut durch den Dampf das Atmen zunächst erschwert. Nach dem Dampfbad ist die Nase über viele Stunden frei, und es bleibt das gute Gefühl, etwas gegen den Infekt unternommen zu haben. Mal abgesehen davon gibt es keinen besseren Weg, um mögliche Komplikationen einer Erkältung zu vermeiden. Wer also zu Nasennebenhöhlenentzündungen und dergleichen neigt, für den ist regelmäßiges Inhalieren Pflicht (zur Nasennebenhöhlenentzündung später noch mehr).

Und so geht's: Wasser aufkochen, in eine Schüssel oder Topf füllen, Kopf drüber, Handtuch drüber. Zehn Minuten aushalten, dabei durch die Nase einatmen, durch den Mund aus. Das Ganze am besten zweimal täglich. Es ist langweilig, ich weiß. Ich versuche dann, mich ganz auf meinen Atem zu konzentrieren, mache also eine kleine Meditationsübung daraus.

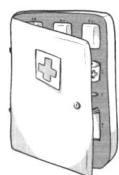

Aus dem Arzneischränkchen geplaudert

Warum Kinder keine kleinen Erwachsenen sind

»Zur Anwendung bei Kindern ab sechs Jahren und Erwachsenen.« Solche Sätze liest man gern nachts um zwei in der Packungsbeilage, wenn man völlig entnervt im Bad steht und sich fragt, ob man dem herzerweichend hustenden Kind den Hustenstiller geben darf, den man vor Monaten für sich selbst gekauft hat. Tja, wenn das Kind erst zwei Jahre alt ist, muss man natürlich sagen: nein. Das Arzneimittel ist für diese Altersgruppe nicht zugelassen, wer es dennoch nimmt, bewegt sich im Bereich des Off-Label-Use, in dem der Arzneimittelhersteller nicht haftet. Denn niemand hat untersucht, was genau im Körper eines Kleinkinds passiert, wenn es solch ein Arzneimittel nimmt. Mit Sicherheit lässt sich nur sagen, dass Kinder keine kleinen Erwachsenen und Schulkinder keine Kleinkinder sind. Leber und Niere arbeiten noch nicht wie bei den Großen, und das Verhältnis von Wasser zu Muskeln und Fett im Körper ist nicht dasselbe. Arzneimittel verteilen sich also ganz anders, sodass sich eine Dosierung nicht einfach anhand des Körpergewichts runterrechnen lässt.

Eine von Husten ruinierte Nacht ist dabei noch das geringste Drama. Denken Sie sich mal in eine Kinderklinik, wo Ärzte um das Leben von Neugeborenen kämpfen oder noch nicht so recht funktionierenden Organen auf die Sprünge helfen wollen. Auch bei ernsten Erkrankungen ist es leider so: je jünger der Patient, desto größer der Anteil der Medikamente, die Off-Label zum Einsatz kommen.

Das hat unter anderem damit zu tun, dass Arzneimittelstudien mit Kindern ein ganz schwieriges Thema sind. Kinder können nicht einwilligen. Und wer würde sein Neugeborenes für eine klinische Studie zur Verfügung stellen? Da ist auch die Gewissheit, dass die Daten den nächsten Kinder-Generationen helfen, kein Ansporn.

Also wird weiter improvisiert. Dass das ein Riesenproblem ist, hat auch der Gesetzgeber erkannt. Und eine Verordnung verabschiedet, nach der Pharmahersteller seit 2008 verpflichtet sind, mit dem Zulassungsantrag für ein neues Mittel ein pädiatrisches Prüfkonzept einzureichen, einen Plan, wie die Anwendung des neuen Arzneimittels auch bei Kindern erreicht werden kann. Zusätzlich wurde PUMA (kurz für **P**aediatric **u**se **m**arketing **a**uthorisation) eingeführt. Das ist eine spezielle Genehmigung, ein bei Erwachsenen bewährtes Arzneimittel auch für Kinder bestimmter Altersgruppen anzuwenden, in der geeigneten Dosierung und Darreichungsform.

Grundsätzlich eine gute Sache, aber leider hat sie kaum was gebracht. Die bisherigen PUMA-Zulassungen kann man an einer Hand abzählen. Es ist wohl davon auszugehen, dass der Anreiz für die Hersteller einfach nicht groß genug ist, um sich hier zu engagieren. Zu teuer, denn die Zielgruppe ist nicht interessant, weil Kinder eben immer nur einen kleinen

Teil der Bevölkerung ausmachen. Die längere Zeit unseres Lebens sind wir nun mal Erwachsene.

Solange das alles so unklar ist, sind die meisten Arzneimittel natürlich wenig geeignet für den Einsatz bei Kindern. Darum finden Kinder in diesem Buch auch so wenig statt. Bei pflanzlichen Mitteln sehe ich das Ganze etwas lockerer. Da gibt es auch eine Faustregel zur Kinderdosierung, die auf *Phyto-Papst Schilcher* zurückgeht: Säuglinge und Kleinkinder erhalten ein Drittel der in der jeweiligen *Monografie* angegeben Dosis, Schulkinder die Hälfte und Jugendliche die Erwachsenendosierung. Ansonsten kann ich immer nur raten, wirklich im Beipackzettel nachzuschauen, ab welchem Alter das Mittel zugelassen ist – und die Dosierungsanleitung genau zu beachten. Und ganz grundsätzlich gilt: Arzneimitteltherapie für Kinder gehört in Hände erfahrener Kinderärzte und -ärztinnen. Die können zwar auch viel zu selten auf wirklich aussagekräftige Studien zurückgreifen, aber für gewöhnlich auf einen reichen Erfahrungsschatz. Darum im Zweifel ab zum Arzt. 🏥

Nase zu, Kopf dröhnt – Nasennebenhöhlen-Probleme

Mit den Nasennebenhöhlen ist es wie mit der Blase: Manche Leute werden alt, ohne jemals eine Entzündung dort gehabt zu haben. Die wissen gar nicht, was das ist. Andere spüren nur ein Kratzen im Hals und wissen schon, wie das enden wird. Oder müssen beim Sex immer schon an die darauffolgenden Schmerzen beim Pinkeln denken, weil es Sex ohne Blasenentzündung für sie nicht gibt. Es existieren auch chronische Verlaufsformen – die sind aber nichts für die Selbstmedikation.

Ich bin erst vor ganz kurzem in Kontakt mit meinen Nasennebenhöhlen getreten, natürlich als ich erkältet war. Ich hatte kein Fieber mehr, und der Fließschnupfen war auch schon vorbei, also die Nase-zu-Phase. Weil Nasennebenhöhlenentzündungen nicht mein Schwachpunkt sind, war ich der Meinung, der Infekt sei mehr oder weniger überstanden. Ich bin auch wieder arbeiten gegangen.

Und dann meldete sich ein Zahn oben links. Erst nur ganz selten, dann häufiger und irgendwann schon, wenn ich mit dem Rad über Kopfsteinpflaster gefahren bin. Der bekannte ziehende Schmerz, richtig, richtig doll. Da der Zahn schon eine Füllung hatte, war ich deprimiert: Jetzt auch noch zum Zahnarzt … Das dauert, tut weh, und am Ende kostet es 200 Euro. (Aber, und das ist ja der Witz dabei: Wenn man nicht hingeht, dauert es noch länger, tut noch mehr weh und kostet womöglich noch viel mehr.)

»Das müssen wir röntgen«, sagte mein von mir überaus geschätzter Zahnarzt. Die letzte große Aufnahme war über zehn Jahre her. O je … Dann war ja reichlich Zeit gewesen für den Verfall.

Und was war? Gar nichts! Alle Zähne sahen gut aus. Aber der Zahnarzt zeigte auf meine Zahnwurzeln und wies mich darauf hin, wie tief sie in meiner Nasennebenhöhle sitzen. Und dass diese ganz weiß durchzogen war, nicht schwarz, wie es sein müsste. »Der Infekt ist noch lange nicht vorbei!«, kommentierte er. Und: »Der Zahn reagiert gereizt, weil in der Nasennebenhöhle so viel los ist.« Ich war natürlich total erleichtert, andererseits ein bisschen beschämt, denn ich saß abends um acht auf dem Zahnarztstuhl, obwohl jeder im Behandlungszimmer auch zuhause auf dem Sofa hätte sitzen und ein schönes Glas Wein trinken können.

Und was habe ich daraus gelernt? Vielleicht nicht gleich zum Zahnarzt zu gehen, wenn man erkältet ist und eigentlich keine Baustelle im Mund hat. Und: dem Gesundwerden mehr Zeit geben. Echt jetzt!

Mit Pflanzen gegen akute Nasennebenhöhlenentzündungen

Nasennebenhöhlenentzündungen sind die Pest, und sie sind sehr verbreitet. Ein an sich überschaubares Ereignis – die Schleimhaut der Nasennebenhöhlen entzündet sich – geht dabei mit zahlreichen Beschwerden beziehungsweise Symptomen einher: Es bildet sich eine Menge Sekret, und die Schleimhaut schwillt an. Beides erschwert das Atmen. Das führt innerhalb von Tagen zu Kopfschmerzen, die immer dann schlimmer werden, wenn der Druck auf die Nasennebenhöhlen steigt, also beim Bücken, beim Nase Schnäuzen, beim Pressen auf dem Klo. Außerdem typisch: Es tut weh, wenn man gegen die Wange oder gegen die Stirn klopft. Oft kommen – siehe oben – auch Zahnschmerzen im Oberkiefer dazu.

Das einzig Gute an Nasennebenhöhlenentzündungen ist aus meiner Sicht, dass man sie wirklich erfolgreich mit *Phytotherapie* behandeln kann. Es gibt einen ganzen Arm voll Heilpflanzen, die gegen die verschiedenen Faktoren wirken. Hier nur einige wichtige Beispiele: Schlüsselblumenblüten, Holunderblüten und Enzianwurzel erleichtern das Lösen des Schleims, Pfefferminzöl beziehungsweise Menthol das Abschwellen der Nasenschleimhaut. Kamillenblüten, Ampferkraut, Cineol und die Wurzel der Kapland-Pelargonie wirken entzündungshemmend. Letztere hat zudem einen virustatischen und keimhemmenden Effekt, der auch bei Kamillenöl, Cineol oder Schlüsselblumenblüten beobachtet wurde.

Wegen der Vielzahl der Faktoren, die die Beschwerden ausmachen, ist es absolut sinnvoll, Heilpflanzen beziehungsweise pflanzliche Wirkstoffe zu kombinieren. Darum gibt es verschiedene *fixe Kombinationen* als *Fertigarzneimittel*, die schon sehr lange am Markt und vergleichweise gut untersucht sind. Das ist der Grund, warum ich hier die bekanntesten Markennamen beziehungsweise *Fertigarzneimittel* nenne und nicht nur die enthaltenen Heilpflanzen (mittlerweile gibt es teilweise auch vergleichbar zusammengesetzte Produkte von anderen Firmen). Die meisten Menschen mit Neigung zur Sinusitis kennen die einschlägigen Mittel sicherlich schon; wahrscheinlich könnte man die Betroffenen in »Team Gelomyrtol«, »Team Sinupret« und »Team Soledum« einteilen. Aber von vorne.

Gelomyrtol. Verpackt in weiche Kapseln, ist Gelomyrtol ein Gemisch aus ätherischem Eukalyptusöl, Süßorangenöl, Myrtenöl und Zitronenöl, das der Einfachheit halber Myrtol genannt wird. Zu den wichtigsten Inhaltsstoffen gehören einzelne Bestandteile der enthaltenen ätherischen Öle, wie Limonen, Cineol und Alpha-Pinen – auf diese ist das Mittel standardisiert. Die Kapsel löst sich im Dünndarm auf. Die ätherischen Öle darin gelangen durch das Blut in die Nasennebenhöhlen, wo sie vor allem beim Schleimlösen helfen, aber auch schleimhautabschwellend, antientzündlich und keimhemmend wirken. Eine Inhalation von innen, wenn man so will. Die Wirksamkeit ist durch Studien belegt, und ich selbst habe auch gute Erfahrungen mit dem Mittel gemacht.

Ich würde aber jedem raten, Gelomyrtol immer mit kaltem Wasser zu nehmen. Sonst kann es passieren, dass man den ganzen Tag lang die ätherischen Öle schmeckt. Manchen Leuten schlägt das Mittel auch auf den Magen, selten kommt es vor, dass jemand allergisch darauf reagiert oder dass sich ein – bereits vorhandener – Nieren- oder Gallenstein in Bewegung setzt. Wer empfindlich ist, kann die niedrigere Dosierung (120 statt den 300 Milligramm Myrtol in Gelomyrtol forte) wählen oder zwei Gelomyrtol forte-Kapseln aufstechen und den Inhalt in einen kleinen Topf mit heißem Wasser drücken – fertig ist ein optimales Inhalat.

Sinupret. Dieses Mittel wird als Dragées, Saft oder Tropfen verkauft. Es enthält einen *Extrakt* aus Schlüsselblumenblüten, Enzianwurzel, Holunderblüten, Ampfer- und Eisenkraut – ein ganz anderes Medikamenten-Erlebnis also. Und bei der Wirkung stehen auch andere Punkte im Vordergrund als bei Gelomyrtol, nämlich der entzündungshemmende Effekt und die Immunstimulation. Darum muss gesagt sein: Es ist eigentlich Quatsch, sich »Team Sinupret« oder »Team Gelomyrtol« anzuschließen. Optimal ist die Therapie mit beiden Mitteln, wie sie auch *Phyto-Papst Heinz Schilcher* empfiehlt. Denn die Wirkmechanismen ergänzen sich. Also: Abwechselnd das eine und das andere nehmen oder den einen Tag das eine, den nächsten das andere Mittel.

Wichtig bei Sinupret ist noch zu wissen, dass die Dosierungen sehr unterschiedlich sind. Sinupret extract ist viermal so hoch dosiert wie Sinupret forte. Wer also »forte« probiert hat und nicht zufrieden war, kann »extract« noch mal eine Chance geben. Außer, Sie neigen zu Nasenbluten. Das ist in Zusammenhang mit dem höher dosierten Mittel als Nebenwirkung schon aufgetreten.

Soledum. Soledum enthält Cineol. Das ist der vorherrschende Inhaltsstoff des Eukalyptusöls, aus dem Soledum auch gewonnen wird. Cineol wirkt sekretionsfördernd, keim- und entzündungshemmend, durchblutungsfördernd und gegen Pilze. Das Mittel gibt es als Kapseln sowie als Balsam-Lösung zum Einreiben und Inhalieren. Man kann aber auch ein bis zwei Kapseln aufschneiden oder anstechen und damit inhalieren.

Das Nebenwirkunsprofil entspricht in etwa dem von Gelomyrtol, und überhaupt sind die beiden Mittel vergleichbar. Auch hier macht die Kombination mit Sinupret Sinn, während Soledum zusammen mit Gelomyrtol zweimal vom Gleichen wäre.

Abschließender Hinweis: Cineol kann Leberenzyme stimulieren, sodass andere Arzneistoffe schneller als gewünscht abgebaut werden. Die Wirkung anderer Medikamente kann also abgeschwächt beziehungsweise verkürzt sein. Daran sollte man denken, wenn man die Kapseln nimmt.

Übrigens: All diese Mittel sind auch bei Bronchitis sehr bewährt. Denn auch da geht es darum, festsitzenden Schleim zu lösen und eine Entzündung zu bekämpfen. Cineol und Myrtol wirken zudem ganz spezifisch auf die Bronchien; sie lösen mögliche Krämpfe darin beziehungsweise erweitern die feinen Strukturen, was sehr hilfreich sein kann. Die Kapland-Pelargonie (wie in Umckaloabo) ist ebenfalls ein empfohlenes Mittel bei Bronchtis. Obwohl sie bei Sinusitis offiziell gar nicht zugelassen ist, kommt sie im Rahmen der Selbstmedikation off-label fleißig zum Einsatz. Und das ist auch durchaus sinnvoll – Studien zufolge kann sie die Beschwerden innerhalb von sieben Tagen deutlich bessern.

Und was kann man sonst noch tun bei Sinusitis?

Ganz wichtig ist es, Nasenspray zu nehmen, damit die Nasenschleimhaut abschwillt. Das erleichtert sowohl den Abfluss des Sekrets als auch das Atmen. Inhalieren ist ebenfalls überaus sinnvoll. Mit Nasennebenhöhlenentzündung würde ich aber nicht mehr einfach Kamillentee nehmen. Dann ist ein Kamillen-Fertigextrakt sinnvoll, um höhere Dosierungen der entzündungshemmenden Inhaltsstoffe zuzuführen. Oder Sie nehmen Gelomyrtol- beziehungsweise Soledum-Kapseln und schneiden sie auf. Auch gut: die Nase einmal täglich duschen. Leitungswasser würde dabei furchtbar zwiebeln, weil es viel weniger gelöste Teilchen enthält als die Körperflüssigkeiten. Darum neun Gramm Salz auf einen Liter Wasser nehmen, wenn Sie eine Briefwaage haben, oder die Portionstütchen aus der Apotheke oder Drogerie. Wie viel Salz in einen Ihrer Teelöffel passt, müssen Sie ausweigen, die gängige Angabe, es seien etwa fünf Gramm, ist unbefriedigend.

Dauerkrank – Die Abgeschlagenheit bleibt und bleibt

Jeder ist mal krank, aber richtig frustrierend wird es, wenn eine Erkältung nicht weggeht oder man den Eindruck hat, ein Infekt löst den nächsten ab. Ich hatte vor einigen Jahren so eine Phase, und weil ich damals auch zu außergewöhnlichen Mitteln gegriffen habe, will ich hier davon erzählen.

Nachdem ich einen Infekt mit einem Antibiotikum behandelt hatte, blieben ein Schnupfen und eine große Abgeschlagenheit zurück, die sich wochenlang hielten. Irgendwie weitermachen, das ging, aber alles machte nur noch halb so viel Spaß. Zum Glück stand mein Sommerurlaub bevor. In den Tagen vor dem Abflug hatte ich sogar das Gefühl, jetzt werde es langsam besser. Im Flugzeug wunderte ich mich dann: Die Erkältung war doch gerade so gut wie überstanden gewesen, warum, verdammt, zwiebelte es beim Landen so in meinen Ohren? In den 14 Tagen Urlaub ging ich genau zweimal ins Wasser, und das mit Ohrstöpseln. Ich saß am Strand mit einem Tuch um den Kopf und beobachtete meinen Mann, wie er sich mit unseren Kindern ein ums andere Mal in die Wellen warf. Vor allem mein linkes Ohr machte mir Sorgen, es war ganz dicht. Ich wusste nur zu gut, dass es besser wäre, mit so einem Ohr nicht ins Flugzeug zu steigen. Zuhause angekommen, konnte ich kaum mehr hören. Der Hals-Nasen-Ohrenarzt diagnostizierte ein Barotrauma mit Einblutungen. Und gab mir ein Rezept für ein Antibiotikum. Ich steckte es ein und ging direkt zu einem Allgemeinmediziner und Homöopathen, den ich schon lange mal hatte ausprobieren wollen. Zwar hatte ich meine Zweifel an der Homöopathie, aber jetzt brauchte ich Hilfe.

Weil ich auf die Schnelle keinen Termin für ein ausführliches Erstgespräch bei ihm bekam, gab er mir zwei kleine Röhrchen mit Globuli – eine bewährte Kombination in Fällen wie meinem. Die Globuli sollte ich in einer bestimmten Reihenfolge nehmen. Ich hatte die Einnahmen noch nicht abgearbeitet, als ich in die Apotheke ging und mir die chemische Keule holte. Die Kügelchen hatten nichts, aber auch gar nichts geändert. Und ich konnte nicht mehr. Wenn das der Sommer war, fragte ich mich – wie sollte dann der Winter werden?

Und jetzt wird es abgefahren. Meine Bekannte Elke gab mir einen Tipp: Dunkelfeld-Diagnostik. In einem Tropfen Blut könne der entsprechend geschulte Heilpraktiker sehen, was mit meiner Abwehr nicht in Ordnung sei, und gegensteuern. Schulmedizinisch natürlich mehr als umstritten. Aber ich war so verzweifelt, ich war zu allem bereit – nicht zweifelsfrei belegte Methoden rundheraus abzulehnen kann sich immer nur der erlauben, der sie nicht nötig hat.

Der Heilpraktiker piekste mich in den Finger und fing einen Tropfen Blut auf, den er auf einen Objektträger strich und unter sein spezielles Mikroskop legte. Auf seinem Bildschirm erschien ein dunkles Feld, in dem helle Strukturen herumwaberten. Die Diagnose erfolgte innerhalb von Sekunden. »Ich sehe hier einen massiven Schimmelpilzbefall«, sagte er. Und schickte hinterher: »Massiv.« Überall Toxine, die er mir auf dem Bildschirm zeigte. Sie waren von den im Darm ansässigen Pilzen ins Blut abgegeben worden. Dazwischen zahlreiche teigige Strukturen, die schlapp herumhingen: »Das sind Ihre weißen Blutkörperchen.« Ich kann mich nicht mehr genau erinnern, ob er sie »abgestorben« nannte, zumindest machte er mir unmissverständlich klar, dass ich von ihnen in Sachen Abwehr nichts erwarten könne. »Die müssen sich bewegen, fit sein«, sagte er. »So wie dieses.« Und er zeigte auf eine einzelne, klar strukturierte helle Miniqualle, die fröhlich über den Bildschirm schwamm.

Jetzt mache ich's kurz: Am Ende aß ich unfassbare acht Wochen lang keinen Zucker und kein Weißmehl. Dazu bekam ich eine ganze Reihe homöopathischer Arzneien, die ich einigermaßen widerwillig nahm. Als mein Blut »schon viel besser« aussah, kamen eine Menge »guter« Darmbakterien hinzu, die dafür sorgen sollten, dass sich im inzwischen pilzarmen Darm nun die richtigen Bewohner breitmachten.

Was soll ich sagen? Ich hatte den ganzen Winter über nicht einen Infekt, habe seitdem kein Antibiotikum mehr genommen und mehrere Artikel über die Darmflora geschrieben – übrigens ein Forschungsgebiet, das in den vergangenen Jahren aus der Eso-Ecke raus und in den leistungsstärksten Labors dieser Welt angekommen ist. Aber manchmal frage ich mich, ob es nicht auch einfach die gute Ernährung war, die diese harte Zeit beendet hat. Letztendlich ist es egal. Alles ist erlaubt, was hilft.

Phase 3 – Husten

Halskratzen, Schnupfen, Husten: Das sind die großen drei bei den Erkältungsymptomen, und sie stellen sich oft in genau dieser Reihenfolge ein. Die Beschwerden sind unterschiedlich anhänglich; am längsten kann einem der Husten treu blieben: Drei Wochen sind überhaupt nichts Besonderes! Darum finde ich, dass Husten noch mal ein eigenständiges Gesundheitsthema darstellt. Und es ist gar nicht so einfach, ihn gut zu behandeln – aus zwei Gründen: Zum einen gibt es den Reizhusten, der typischerweise zuerst kommt, meist abgelöst von einem rasselnden, schleimigen (»produktiven«) Husten, in den der Reizhusten nach ein paar Tagen übergeht und der sich gern mal festsetzt. Am Ende kann dann wieder ein trockener Reizhusten stehen, der einem wochenlang die Nächte ruiniert. Einfach einen Hustensaft aus dem Bestand zu nehmen ist also unter Umständen gerade verkehrt: Bei einem produktiven Husten macht ein Hustenstiller keinen Sinn, das Zeug muss ja raus. Und beim trockenen Husten bringt ein Schleimlöser nichts.

Der zweite Grund: Wenn man auf die letzten 20 Jahre zurückguckt, muss man sagen: Früher war mehr Lametta. Hustenmittel können eindeutig weniger als lange gedacht. Über Jahre hinweg war es fast ein Automatismus, einen festsitzenden Husten mit Schleimlösern (Expektoranzien wie Ambroxol oder Acetylcystein beziehungsweise ACC) zu behandeln. Zu schlüssig schien die Vorstellung, dass diese Arzneistoffe den Schleim in seine Einzelteile zerlegen können (ACC) beziehungsweise dafür sorgen, dass von vornherein ein weniger dicht vernetzter Schleim produziert wird (Ambroxol). Was das dann am Ende für die Lebensqualität und den Krankheitsverlauf bedeutet, war aber noch gar nicht klar.

Und auch heute noch ist die Datenlage zur Wirksamkeit bei den chemisch-synthetischen Expektoranzien ganz erstaunlich bescheiden, wenn man bedenkt, wie oft sie immer noch genommen werden. Eine Reihe von Studien konnte gleich gar keine Überlegenheit gegenüber Placebo zeigen (oder gegenüber dem allgemeinen Rat, ausreichend zu trinken). So steht dann auch in der Leitlinie der DEGAM, der Deutschen Gesellschaft für Allgemeinmedizin und Familienmedizin: »Ein akuter Husten im Rahmen eines Infektes sollte nicht mit Expektoranzien behandelt werden.« (Etwas anders ist die Datenlage bei ACC und chronischer Bronchitis, aber die ist nichts für die Selbstmedikation.)

Das macht die pflanzlichen Mittel nochmal attraktiver, wie etwa Efeu, Eibisch, Eukalyptus oder Spitzwegerich. Aber auch hier ist zu sagen: Die Evidenz für ihre Wirksamkeit (also die Beweislage auf Basis wissenschaftlicher Studien) ist oft dürftig, viele Hustenmittel sind als traditionelle pflanzliche Arzneimittel im Einsatz. Die Datenlage wird gern auch als »unübersichtlich« bezeichnet.

Und hier sind wir bei einem grundsätzlichen Problem der pflanzlichen Arzneimittel: In jedem wirkt ein Gemisch aus sehr vielen Pflanzenstoffen. In einem Efeupräparat zum Beispiel finden sich unterschiedliche Stoffe, je nachdem, ob ich sie mit Wasser oder mit einem Alkohol-Wasser-Gemisch herauslöse; auch bei welcher Temperatur ich das tue, spielt eine große Rolle. Weitere Faktoren, die die enthaltenen Pflanzenstoffe beeinflussen: wo der Efeu angebaut wurde, wie lange die Sonne darauf geschienen hat, wie die geerntete Pflanze gelagert wurde und vieles mehr. Darum standardisieren pharmazeutische Hersteller ihre *Extrakte*, das heißt, sie legen einzelne, besonders wichtige Wirkstoffe aus dem Gemisch fest und prüfen bei jeder einzelnen Charge, ob eine Mindestmenge enthalten ist. Das bedeutet: Ein handfester Beweis für die Wirksamkeit einer Pflanze liegt oft nur für ein spezielles Präparat beziehungsweise den darin verwendeten standardisierten *Extrakt* vor.

Häufig genug machen die herstellenden Arzneimittelfirmen die Studien, keine unabhängigen Institute. Darin liegt das nächste Problem. Es kommt zum Beispiel vor, dass die Probanden der Studie Mitarbeiter der Firma sind; da braucht man nicht viel Fantasie, um sich vorzustellen, dass diese eventuell eher dazu tendieren, die Wirksamkeit als gut zu bewerten. Oder das Design der Studie entspricht nicht dem, was für hieb- und stichfeste Daten nötig ist: Es gibt zu wenig Probanden, man legt im Vorfeld nicht fest, was genau bewiesen werden soll, es gibt keine Kontrollgruppe, die ein Placebo bekommt … Herstellerfinanzierte Erhebungen werden generell kritisch beäugt und erfüllen die Kriterien für Übersichtsarbeiten oft nicht. Und darum fordern Aktionsbündnisse wie das Akademische Zentrum für Komplementäre & Integrative Medizin (AZKIM, www.azkim.de), dass mehr unabhängige, staatlich finanzierte Forschung zu *Phytotherapie* hermuss.

Bis deren Ergebnisse da sind, gilt aus meiner Sicht: Nur weil der knallharte Wirksamkeitsbeleg fehlt, heißt das noch nicht, dass pflanzliche Präparate nicht wirken. Viele Heilpflanzen sind von der *Kommission E* positiv bewertet worden, auch solche gegen Husten; auf deren *Monografien* beziehe ich mich auch bei den empfohlenen Dosierungen, wenn ich gleich die wichtigsten pflanzlichen Hustenmittel vorstelle.

Und es gibt ja auch so etwas wie Erfahrungswerte. Ich weiß, dass gerade Thymian, Efeu und Eukalyptus viele Fans haben. Sie werden seit Jahrhunderten bei Husten eingesetzt, der die Menschen ja schon immer quält. Pflanzliche Mittel sind hier unbedingt einen Versuch wert. Und aus meiner Sicht gibt es einfach keine chemisch-synthetischen Alternativen, die überzeugen. Was außerdem für die »Phytos« spricht: Sie können zugleich hustenlösend und hustenstillend wirken, manche haben antivirale oder entzündungshemmende Eigenschaften. Und viele von ihnen wirken teilweise auch physikalisch, indem ihre *Schleimstoffe* sich auf die gereizte Schleimhaut legen.

Die beliebtesten pflanzlichen
Hustenmittel kurz vorgestellt

Wer es mit pflanzlichen Mitteln probieren will, hat eine große Auswahl, und man muss sich auch keinen Tee kochen: Alle hier genannten stecken auch in Fertigpräparaten.

Efeu. Efeublätter (Hederae helicis folium) enthalten vor allem Triterpensaponine – seifenartige Stoffe, die schleimlösend wirken. Außerdem docken sie an die Beta-Rezeptoren in den Bronchien an und sorgen dafür, dass die Bronchialmuskulatur etwas erschlafft. Die Bronchialzellen stellen durch Efeu mehr Surfactant her, einen Stoff, der das Sekret verdünnt, sodass es leichter abgehustet werden kann; gleichzeitig wird der Hustenreiz gelindert. Weil die Tagesdosis bei nur 0,3 Gramm getrockneten Blättern liegt, kommen eigentlich nur *Fertigarzneimittel* zum Einsatz – Saft, Tropfen, Lutschpastillen, die Auswahl ist groß.

Eibisch. Die Eibischwurzel und die Blätter (Althaeae radix/folium) enthalten bis zu 15 Prozent *Schleimstoffe*. Eibischschleim legt sich wie ein Schutzschild über die vom Husten strapazierte Schleimhaut und sorgt für spürbar weniger Hustenreiz. Eibischwurzeln enthalten viel Pektin und Stärke. In kochendem Wasser gelöst entsteht ein sehr zäher Schleim. Daher ist der Kaltaufguss besser, denn die *Schleimstoffe*, um die es geht, lösen sich auch gut in kaltem Wasser. Eibisch ist ein würdiger Ersatz für Huflattichblätter (Farfarae folium), eine weitere Schleimstoffdroge, die wegen ihres Gehalts an Pyrrolizidinalkaloiden (sie sind potentiell leberschädlich) massiv an Bedeutung verloren hat.

Für einen Kaltauszug einen Esslöffel getrocknete Blätter oder einen Teelöffel getrocknete Wurzel mit 150 Milliliter kaltem Wasser ansetzen, ein bis zwei Stunden stehen lassen, dabei immer mal umrühren. Abseihen und schwach anwärmen. Mehrmals täglich eine Tasse trinken.

Eukalyptus. Eukalyptusblätter (Eucalypti folium) enthalten bis zu 3,5 Prozent ätherisches Öl, das zu ungefähr drei Vierteln aus Cineol besteht. Dazu kommen *Gerbstoffe* und *Flavonoide*.

Eukalyptus hilft, Schleim zu lösen, vor allem durch seine durchblutungsfördernde Wirkung. Zudem wird das Flimmerepithel stimuliert, das den Abtransport von Schleim und Fremdstoffen erledigt. Eukalyptusöl pur ist dabei deutlich stärker wirksam als das in den Blättern. Also besser mehrmals täglich zwei bis drei Tropfen Öl nehmen – beispielsweise auf einem Stück Brot –, als sich Tee zu kochen. Oder das Ganze beziehungsweise nur den Hauptwirkstoff Cineol gleich per Kapsel schlucken (siehe Sinusitis). Achtung: *Ätherische Öle* im Bereich der Atemwege sind nichts für Säuglinge und Kleinkinder – sie könnten einen Stimmritzenkrampf bekommen und ersticken. Und: *Ätherische Öle* zum Einnehmen bitte wirklich immer in der Apotheke kaufen. Es ist wie bei den Arzneitees (siehe Kapitel 1): Duftöle oder *ätherische Öle* zur äußerlichen Anwendung stammen nicht aus Arzneipflanzen und können nicht mithalten, was den Gehalt der entscheidenden Inhaltsstoffe angeht. Außerdem könnten schädliche Substanzen enthalten sein.

Fenchel. Fenchelfrüchte (Foeniculi fructus, auch Fenchelsamen genannt, siehe Kapitel 3) enthalten mindestens vier Prozent ätherisches Öl.

Fenchel wirkt nicht nur auf Magen und Darm, sondern auch im Bereich der Atemwege krampf- und schleimlösend. Fencheltee schmeckt den meisten, auch Kindern. Bei Atemwegserkrankungen kommt typischerweise das stärker wirksame Fenchelöl zum Einsatz (mehrmals täglich einige Tropfen auf einem Stück Brot einnehmen) oder gleich der süße Fenchelhonig-Sirup.

Primelwurzel. Die Primelwurzel (Primulae radix) kann man mit Efeu vergleichen, denn auch sie enthält *Saponine*, die schleimlösend wirken.

Für einen Tee einen Viertel Teelöffel fein geschnittene oder grob pulverisierte getrocknete Primelwurzel mit 150 Milliliter Wasser aufkochen, fünf Minuten ziehen lassen, abseihen. Alle zwei bis drei Stunden eine Tasse zubereiten und trinken. Für den Geschmack mit Honig süßen.

Spitzwegerich. Spitzwegerichkraut (Plantaginis lanceolatae herba) besteht aus allen oberirdischen Pflanzenteilen und enthält Iridoidglykoside (bestimme Verbindungen, die an Zuckermoleküle gebunden sind), außerdem *Schleimstoffe* und *Gerbstoffe*. Diese wirken antibakteriell, reizmildernd (wie Eibisch) und adstringierend beziehungsweise entzündungshemmend. Wenn die getrockneten Blätter braun verfärbt sind, haben sie ihre antibakterielle Wirkung verloren, denn dann haben sich die Iridoide zu einem großen unwirksamen Molekül zusammengetan. Das passiert vor allem dann, wenn die getrocknete Pflanze zu feucht gelagert wurde.

Für einen Tee zwei Teelöffel fein geschnittenes getrocknetes Spitzwegerichkraut mit 150 Milliliter siedendem Wasser aufgießen, zehn bis 15 Minuten ziehen lassen, abseihen. Drei- bis viermal täglich eine Tasse trinken.

Thymian. Thymiankraut (Thymi herba) enthält ätherisches Öl sowie Lamiaceen-*Gerbstoffe*, die für die antivirale Wirkung mitverantwortlich sind. Außerdem wirkt Thymian krampflösend auf die Bronchien, schleimlösend, antibakteriell und schmerz- beziehungsweise entzündungslindernd. Thymol – ein wichtiger Bestandteil des Thymianöls – gehört zu den am stärksten antiviral und antibakteriell wirksamen Einzelbestandteilen ätherischer Öle.

Für einen Tee zwei Teelöffel fein geschnittenes getrocknetes Thymiankraut mit 150 Milliliter siedendem Wasser aufgießen, fünf Minuten ziehen lassen, abseihen. Mehrmals täglich eine Tasse trinken. Auch gut: Thymianöl in Olivenöl lösen (etwa ein Teil ätherisches Öl und neun Teile Olivenöl) und auf ein Moltontuch auftragen (das sind die Tücher, die beim Bäuerchen zwischen dem Baby und der Schulter der Mutter liegen). Das Tuch um die Brust legen und die ganze Nacht das Thymianöl einatmen. Ist aber nichts für kleine Kinder.

Übrigens: Sehr häufig werden diese Heilpflanzen (und noch viele weitere, etwa Lindenblüten und Süßholzwurzel) in Hustentees kombiniert, weil sie auf so unterschiedliche Weise wirken. *Phyto-Papst Schilcher* zufolge vermitteln die Geschmacksknospen auf der Zunge, die für »süß« zuständig sind, auch eine vermehrte Sekretproduktion in den Bronchien. Das spricht nicht nur für Hustenbonbons, sondern auch dafür, Hustentee immer leicht gesüßt zu trinken.

Und wie sieht es mit den chemisch-synthetischen Husten*stillern* aus?

Halten die, was sie versprechen? Substanzen wie Dextrome-
thorphan oder Pentoxyverin dämpfen den Hustenreiz im Gehirn. Es gibt sie als Saft, Tropfen oder Lutschpastille. Was
diese Hustendämpfung in der Praxis wirklich bringt, ist umstritten. Die *Leitlinien*-Autoren der DEGAM und der Deutschen Gesellschaft für Pneumologie (DGP) sehen keine hin-
reichenden Belege für einen Nutzen. Darum raten sie zu
solchen Arzneien nur noch in Ausnahmefällen, also zum Beispiel, wenn der Husten die Nächte völlig ruiniert.

Genau für solche Fälle habe ich einen Hustenstiller zuhause, und zwar als Lutschpastille. Das ist die mit Abstand
sinnvollste Darreichungsform. Denn indem sich die Pastillen
beim Lutschen auflösen, machen sie den Speichel etwas
dickflüssiger, sodass er die freiliegenden Nervenenden besser abschirmt (siehe »Halskratzen«). Diesen Schutzeffekt
kann man auch mit einer Mineralsalzpastille, Isländisch
Moos, Hyaluronsäure oder Primelwurzel erzielen; die US-
Leitlinie empfiehlt ganz einfach Honig zu diesem Zweck. Der
ist nachts in punkto Zahngesundheit natürlich nicht ideal,
da würde ich grundsätzlich etwas Zuckerfreies vorziehen.
Aber es geht ja immer auch um die Situation und welche
Optionen sie lässt. Darum: Wenn ich nichts zur Hand habe
und mich nachts ätzender Hustenreiz piesackt, würde ich jederzeit den Löffel ins Honigglas stecken. Und ein feuchtes
Handtuch über die Heizung legen, denn trockene Luft ver-
schlimmert Hustenreiz.

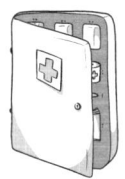

Aus dem Arzneischränkchen geplaudert

Wie Arzneimittelnamen entstehen

Neulich habe ich eine Packung »Schlafsterne« im Bad meiner Freundin liegen sehen. Schlafsterne? Das finde ich einen echt schlechten Namen für ein rezeptfreies Schlafmittel. Schließlich hört sich das doch an, als wären Schlafsterne ein Bachblüten-Präparat oder Lavendelpastillen in Sternchenform. Ist aber nicht so; bei Schlafsternen handelt es sich um ein zugelassenes Arzneimittel mit dem Wirkstoff Doxylamin, einem *Antihistaminikum*, das beruhigend wirkt (siehe Kapitel 5). Mitsamt seinen Risiken und möglichen Nebenwirkungen wie Übelkeit, Kopfschmerzen oder Mundtrockenheit, um nur einige wenige zu nennen. Aber woher kommen die Handelsnamen, unter denen ein Hersteller sein Medikament vertreibt? Und darf man ein Arzneimittel im streng regulierten deutschen Markt nennen, wie man will?

Darf man natürlich nicht. Bei der europäischen Arzneimittelbehörde EMA gibt es eine Name Review Group, die jeden neuen Arzneimittelnamen genehmigen muss. Sie tagt alle zwei Monate und weist die Hälfte aller Vorschläge zurück – so jedenfalls steht es auf der Seite des Verbands der forschenden Arzneimittelhersteller. Die meisten werden übrigens deswegen abgewiesen, weil die EMA befürchtet, das neue Mittel könne mit einem bereits vermarkteten verwechselt werden. Aber auch Namen, die überzogene Versprechen beinhalten, wie »Wiederfit« oder »Bessermittel«, gehen nicht durch.

2013 brachten das Bundesinstitut für Arzneimittel und Medizinprodukte (*BfArM*) und das Paul-Ehrlich-Institut (PEI) eine »Leitlinie zur Bezeichnung von Arzneimitteln« heraus, die Patienten vor irreführenden Bezeichnungen schützen soll. Den Behörden war aufgefallen, dass die Pharmafirmen immer häufiger verharmlosende Arzneimittelnamen und verwirrende Namenszusätze wie »super« oder »express« beantragt hatten. Seit 2016 gibt es eine neue Fassung. In aller Kürze gesagt empfiehlt sie Folgendes: Den ersten Teil der Bezeichnung eines Arzneimittels hat der eigentliche Name zu bilden – das ist entweder ein Fantasiename wie Aspirin oder der Arzneistoff mitsamt seinem Hersteller. Dann folgen die Stärke, die Darreichungsform und schließlich die Zielgruppe, also für wen das Medikament gedacht ist. Ich glaube übrigens nicht, dass der Name »Schlafsterne« eine Chance hätte, wenn das Präparat heute auf den Markt käme. Dazu hat der Begriff »Stern« viel zu viel Strahlkraft und ist zu positiv besetzt. Die wohl wahrscheinlichere Bezeichnung wäre »Doxylamin Retorta 30 Milligramm Tabletten. Zur Anwendung bei Erwachsenen«. ✚

Der Husten geht nicht weg!

Nervig, wenn von der Erkältung ein Husten bleibt, der einfach nicht weichen will. Wie lange soll man sich das angucken? Und was kann dahinterstecken?

Erstmal vorweg: Es gibt Erkältungs- oder Hustenerreger, die ganz einfach für sehr lang anhaltendes Bellen sorgen, etwa Mykoplasmen oder bestimmte Adenoviren. Wenn man sich so einen eingefangen hat, ist davon auszugehen, dass man zwei Monate lang hustet. Ich vermute, diese Erreger sind der Grund, dass Ärzte erst dann von chronischem Husten sprechen, wenn er länger als acht Wochen anhält. Einen Dauerhusten sollte man unbedingt ärztlich abklären lassen und keinesfalls auf eigene Faust behandeln. Aber schon nach drei Wochen mit Hustenbeschwerden ist ein Termin beim Arzt absolut angemessen. Auch weil es eine Reihe von rezeptpflichtigen Hustenstillern gibt, von denen Betroffene profitieren könnten.

Am häufigsten steckt wohl eine chronische Bronchitis hinter Dauerhusten, verursacht durch Rauchen. Es können aber auch andere, sehr ernste Krankheiten sein, wie eine Lungenentzündung, Tuberkulose und im schlechtesten Fall Krebs. In den letzten Jahren ist immer häufiger der Keuchhustenerreger (Bordetella pertussis) der Übeltäter, wobei Erwachsene meist gar nicht keuchen, sondern einfach nur laaaange husten. Keuchhusten fängt oft wie ein banaler Virusinfekt an, geht dann aber in wochenlangen Husten über. Man kann ihn nicht mehr als Kinderkrankheit bezeichnen, denn das Durchschnittsalter steigt ständig: Während es 1995 noch bei 15 Jahren lag, war es im Jahr 2008 auf 40 Jahre gestiegen; zuletzt habe ich 42 Jahre gelesen. Keuchhusten kann man auch bekommen, wenn man ihn als Kind schon mal hatte. Und die Impfung schützt immer nur etwa zehn Jahre lang. Ein bestehender Impfschutz ist gerade dann wichtig, wenn man mit kleinen Kindern zu tun hat – Keuchhusten ist in der ersten Zeit des Infekts hoch ansteckend, und für Säuglinge kann er lebensbedrohlich sein.

Manchmal sind aber auch ganz harmlose Dinge für einen Dauerhusten verantwortlich, auf die man einfach nur kommen muss: Er kann zum Beispiel von Arzneimitteln verursacht werden. Einige der gängigsten Mittel können diese Nebenwirkung haben, etwa ACE-Hemmer oder Betablocker, die bei Bluthochdruck gegeben werden. Dann sollte man auf ein anderes Mittel ausweichen. Und es gibt das Phänomen der übermäßig empfindlichen Hustenrezeptoren. Das ist Veranlagungssache, aber wenn man lange genug gehustet hat, werden bei jedem die Rezeptoren empfindlich, einfach weil die Schleimhaut so ramponiert ist. Dann am besten alles vermeiden, was Luft aufwirbelt, also die Klimaanlage auslassen und nicht selber Staubsaugen. Auch starke Gerüche und abrupte Temperaturwechsel können Hustenreiz auslösen – hier ebenfalls besser vorsichtig sein. Man kann übrigens auch schonend husten, hat mir einmal ein Lungenarzt erklärt: Wer die Hand dabei fest auf den Mund drückt, sorgt dafür, dass immer etwas Luft in den Bronchien bleibt. Auf diese Weise wird verhindert, dass sich die Bronchialwände berühren – was schon allein Hustenreiz auslösen kann.

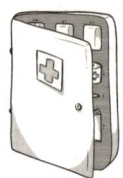

Aus dem Arzneischränkchen geplaudert

Wie man Beipackzettel liest

Ich sag jetzt einfach mal, wie es ist: Der Beipackzettel (korrekt: die Gebrauchsinformation) ist eine Zumutung. Kaum jemand liest ihn von vorne bis hinten, kaum jemand versteht ihn auf Anhieb. Das liegt natürlich zum einen daran, dass er absolut grottig aufgemacht ist und zahlreiche sperrige Wörter in winzigster Schrift enthält. Mal abgesehen davon ist er viel zu lang, schwer auseinanderzufalten, geschweige wieder zusammenzubringen. Das extra dünne Papier dafür kenne ich sonst nur von den kleinen Bibeln in den Hotel-Nachttischen … Ein Druckerzeugnis, das wohl ebenfalls nur ausnahmsweise intensiv gelesen wird.

Es liegt aber bestimmt auch daran, dass niemand sich mit den Inhalten beschäftigen will. Die Packungsbeilage könnte wie ein Hochglanzmagazin daherkommen – lieber wäre es einem trotzdem, es gäbe keine Risiken und Nebenwirkungen und Arzneimittel wären wie der Lichtstrahl, der durch die Wolken bricht: Man fühlt sich einfach nur sofort besser. Insofern treffen beim Beipackzettel zwei sehr unterschiedliche Dinge aufeinander: die Verpflichtungen der Pharmaindustrie und die Bedürfnisse des Verbrauchers. Für den ist es ohnehin schwierig zu verstehen, warum ein Arzneimittel als wirksam und sicher eingestuft wird (denn würde nicht der Nutzen die Risiken überwiegen, wäre es nicht zugelassen worden) und die Liste der Nebenwirkungen dennoch so beunruhigend ist. Ich finde aber auch, dass die Medikamenten-Werbung hier eine ganz üble Rolle spielt: Wer einmal die letzten fünf Minuten vor der 19-Uhr-»heute«-Sendung vor dem Fernseher verbracht hat, kann doch kaum anders, als zu glauben, dass für Arzneimittel das Prinzip gilt: »Reiß auf, wirf ein … aaaah!« Über den Spruch mit dem Arzt und Apotheker kann man sehr gut hinwegsehen.

Dass die Packungsbeilage ihren Zweck verfehlt, weil die Verbraucher sie nicht verstehen oder gleich gar nicht lesen, ist nicht nur mein ganz persönlicher Eindruck – das ist schon lange von höchster Stelle erkannt. Darum gilt seit 2005 die »Readability Guideline«, nach der eine Packungsbeilage nur dann auf den Markt kommt, wenn 18 von 20 Probelesern bestimmte Informationen finden und 16 sie in eigenen Worten wiedergeben können. Außerdem gibt es zahlreiche Bemühungen, die Gebrauchsinformation zu vereinfachen. Am wahrscheinlichsten erscheint mir der Plan, eine zweite, deutlich einfachere und deutlich kürzere zusätzlich beizulegen. So wie manche Arbeitgeber mittlerweile dem Arbeitsvertrag ein Deckblatt zufügen, auf dem die wichtigsten Eckpunkte zusammengefasst sind: Arbeitszeiten, Gehalt, Urlaubsanspruch. Die eigentliche Packungsbeilage ist in Paragraph 11 des *Arzneimittelgesetzes* streng geregelt, von den einzelnen Punkten bis zur Reihenfolge darf nichts abweichen.

Schließlich geht es hier um Haftung. Schreibt der Hersteller eine Nebenwirkung in die Packungsbeilage, ist der Patient darüber informiert und hat das Mittel ganz bewusst trotz des Risikos genommen. Das ist wie der Krankenbett-Besuch vom Anästhesisten am Abend vor der Operation: Am Ende unterschreibt man einen ewig langen Aufklärungsbogen, von dem man nur die Hälfte verstanden hat – darum ist einem unbehaglich zumute. Wenn etwas schiefgeht, ist zumindest der Narkosearzt »fein raus«.

Wie die Gefühlslage des Patienten in Hinblick auf den Beipackzettel genau aussieht, hat die Pharmakologin Petra Thürmann von der Universität Witten/Herdecke untersucht und beschrieben: Das Lesen löse mitunter starke emotionale Regungen aus, wie Angst, Unsicherheit und Zweifel.

Und das mehr als nötig. Denn eine wichtige Information fehlt meiner Ansicht nach in der Packungsbeilage: Nur weil eine mögliche Nebenwirkung dort aufgelistet ist, muss sie nicht zwangsläufig mit dem Medikament zu tun haben. Sie ist lediglich im (zeitlichen) Zusammenhang mit der Einnahme des Mittels aufgetreten. Doch selbst Ärzte und Apotheker gehen meist von einem ursächlichen Zusammenhang aus und Laien noch viel mehr, zeigte kürzlich eine Untersuchung des Max-Planck-Instituts für Bildungsforschung in Berlin. Daran kann man sehr gut sehen, dass der Sinn und Zweck der Packungsbeilage eben nicht in erster Linie ist, die Verbraucher optimal zu informieren, sondern für den Hersteller die Haftung auszuschließen.

Aber: Den Beipackzettel einfach nicht zu lesen ist keine gute Idee, eben weil Arzneimittel so ein besonderes Gut sind. Die Frage ist also, wie man sich möglichst wenig runterziehen lässt und trotzdem das Wichtigste über ein Medikament erfährt. Hier meine Anleitung zum Beipackzettellesen:

– Wenn Sie noch nicht ganz genau wissen, wie man das Mittel nimmt, gehen Sie direkt zu »Wie ist XYZ einzunehmen?«. Es sind schon viel zu viele Zäpfchen am falschen Ort eingeführt, zu viele Lutschtabletten einfach geschluckt worden … Hier steht auch in Kurzform, ob man ein Mittel vor oder nach dem Essen einnehmen oder die Kombination mit bestimmten Lebensmitteln vermeiden soll.

– Dann ist ein Blick auf den Punkt »XYZ darf nicht eingenommen werden, wenn …« wichtig. Da klingelt es bei allen, die irgendwie vorbelastet sind (etwa mit einer chronischen Krankheit) und das Mittel deswegen am besten gar nicht verwenden sollten. Wer weitere Medikamente braucht, muss auch einen Blick auf die Wechselwirkungen werfen (»Einnahme von XYZ zusammen mit anderen Arzneimitteln«).

– Bitten Sie diejenige Person, der Sie am ehesten von Ihren Zipperlein berichten, den Absatz zu den Nebenwirkungen (»Welche Nebenwirkungen sind möglich?«) zu lesen. Falls Sie dann über etwas klagen, kann sie eins und eins zusammenzählen.

Wenn das geschafft ist, den Beipackzettel nicht wegwerfen! Es ist wirklich sinnvoll, ihn aufzuheben. Erstmal, weil man nachgucken kann, ob eine bestimmte Nebenwirkung vermerkt ist, falls man sie bei sich vermutet. Dann, weil es ja sein kann, dass man das Mittel ein Jahr später noch mal vorholt, weil man wieder mit derselben Krankheit zu tun hat. Und dann weiß man garantiert nicht mehr, wie es einzunehmen ist. Natürlich kann dann auch das Internet helfen. Die meisten Beipackzettel gibt es im Netz, oftmals auf den Seiten der Online-Apotheken, außerdem pflegt die *Apotheken Umschau* (apotheken-umschau. de) eine umfangreiche Datenbank dazu.

Wer so vorgeht, kann die Wahrscheinlichkeit etwas reduzieren, dass das passiert, was nicht passieren sollte: Dass man das Mittel nämlich einfach gar nicht nimmt, nachdem man sich mit den Risiken und Nebenwirkungen auseinandergesetzt hat. Das kommt ziemlich oft vor und ist gerade bei Medikamenten gegen Bluthochdruck und hohe Blutfettwerte ein Riesenproblem. Denn diese Mittel muss man nehmen, obwohl noch gar keine akuten Beschwerden vorliegen, sondern erstmal nur ein paar Werte erhöht sind – um zu verhindern, dass es zu einem ernsten Zwischenfall wie Herzinfarkt oder Schlaganfall kommt.

Was die Selbstmedikation angeht, ist das Ganze natürlich weniger dramatisch. Dennoch muss ich hier zum Abschluss noch etwas loswerden: Fragen Sie sich vor dem Einkauf einmal mehr, ob Sie das Medikament wirklich brauchen und wollen. Und machen Sie sich immer klar: Von der Aspirin bis zum pflanzlichen Hustenmittel – es gibt keine Wirkung ohne Nebenwirkung, das ist eine alte Pharmazeutenweisheit. Und es gibt keine Arzneimittel, die wie ein Lichtstrahl nur Gutes bringen. ✚

Kapitel 3
Signale aus
der Körpermitte

Alles gegen Bauchweh,
Durchfall und Verstopfung.

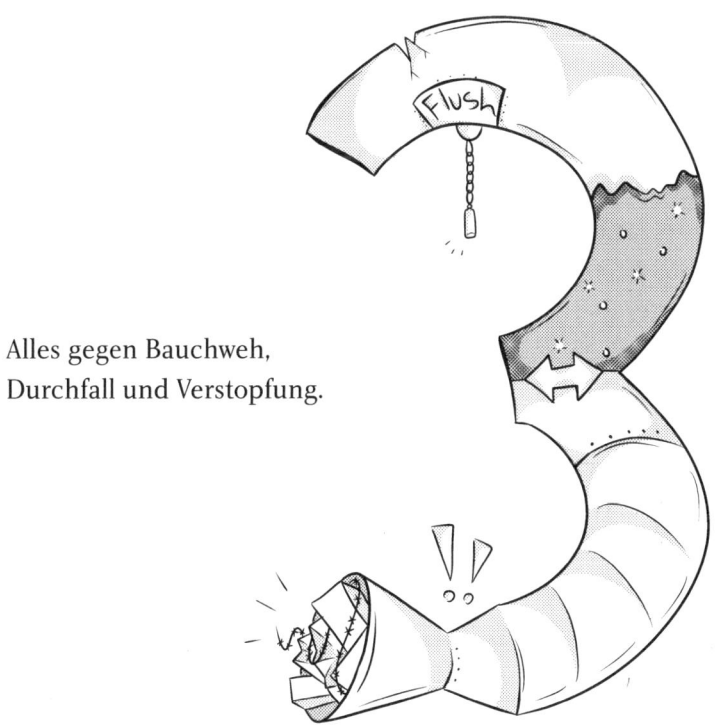

Nicht können auf dem Klo – Verstopfung

Der Verdauungstrakt beginnt im Mund und endet am Darmausgang, dem Anus. Er ist also eine Art Schlauch, der den Körper durchzieht und der dazu da ist, uns mit Nährstoffen zu versorgen. In diesem Schlauch durchwandern alle Nahrungsmittel den Körper: Erst werden sie zerkleinert und dann in ihre einzelnen Bestandteile zerlegt, als die sie dann aus dem Dünndarm in die Blutbahn aufgenommen werden. Was unverdaulich ist oder nicht gebraucht wird, bleibt im Darm zurück, und wir scheiden es wieder aus. Ein super System, nur leider kann auf dem Weg vom Eingang bis zum Ausgang alles Mögliche schiefgehen. Und ich weiß aus Erfahrung: Je weiter hinten beziehungsweise unten das Problem lokalisiert ist, desto schwerer fällt es den Leuten, darüber zu sprechen, insbesondere, wenn hinter ihnen andere Kunden warten und zwangszuhören. Darum fange ich hier mit den weiter unten sitzenden Beschwerden an – Verstopfung, Durchfall, Hämorrhoiden.

Jedes Baby kann es, buchstäblich. Aber ganz viele Leute können es eben nicht ohne Weiteres. Es ist schon ein ganz spezieller Frust, der aufkommt, wenn man Schwierigkeiten mit den allergrundlegendsten Körperfunktionen hat. Zum Kacken zu doof, sozusagen. Vielleicht sind auch deswegen so viele Menschen allzu bereit, Abführmittel zu nehmen. Ein anderer wichtiger Grund ist sicherlich, dass »Abführen« oft mit »Abnehmen« verwechselt wird. Ganz egal, wie oft Experten betonen, dass man von Abführmitteln kein Gewicht und insbesondere kein Körperfett verliert. Die Sache ist ja: Es fühlt sich so an. Ich fürchte deshalb, dass – solange schlank gleich schön ist – Abführmittel immer auch missbraucht werden. Wir nehmen viel zu viele davon! Deswegen reflexhaft zu sagen, »Würde ich nie tun!«, wie es manchmal zu hören ist, wird der Sache aber ebenso wenig gerecht. Man muss genau hinschauen: Wer braucht ein Abführmittel? Und welche Alternativen gibt es?

»Wie oft« ist dabei bei jedem anders. Manche Menschen führen zweimal täglich ab, andere nicht einmal jeden zweiten Tag. Dreimal die Woche gilt laut der gemeinsamen Leitlinie der Deutschen Gesellschaft für Neurogastroenterologie und Motilität (DGNM) und der Deutschen Gesellschaft für Gastroenterologie, Verdauungs- und Stoffwechselkrankheiten (DGVS) zur chronischen Obstipation (Verstopfung) noch als im Rahmen. Hier und da liest man auch, es gebe gar keine minimal erforderliche Stuhlfrequenz. Diese Info ist längst noch nicht bei allen angekommen. Viele sind sicher: Wenn sie nicht jeden Tag aufs Klo gehen, ist etwas nicht in Ordnung. Dabei geht es heute längst nicht mehr nur um das »Wie oft?«. Inzwischen zählt beim Thema Verstopfung nicht mehr nur die Frequenz, also ob man seltener als dreimal pro Woche seinen Darm entleert. Es kommt auch auf den Prozess an. Tut es weh, weil der Stuhl hart ist, oder muss man sehr viel Druck machen, kann das selbst bei täglichen Toilettengängen als Obstipation gelten. Auch das Gefühl, dass der Darm nicht richtig leer geworden ist oder dass da was blockiert, ist ein Kriterium für die Verstopfungs-Diagnose.

Die gute Nachricht: Es gibt eine ganze Menge Möglichkeiten, die Verdauung ohne Medikamente zu regulieren. Das Wichtigste ist wohl, sich auf den Darm einzulassen, wenn er sich meldet. Also aufs Klo zu gehen, wenn es drückt, auch dann, wenn man schon die Jacke anhat und loswill, egal wohin. Vielleicht ist gerade Ihr Darm einfach ein Sensibelchen, mit dem man sich gutstellen muss. Dazu gehört, ihn mit ausreichend Flüssigkeit zu versorgen. Manche schwören, dass ein großes Glas warmes Wasser am Morgen ihren Darm aufweckt, aber vollkommen unabhängig von Tageszeit und Temperatur gilt: Wer zu wenig trinkt, hat zwangsläufig einen härteren Stuhl als bei guter Flüssigkeitsversorgung und macht sich das Verdauen unnötig schwer. Denn nur mit ausreichend Wasser können die pflanzlichen Fasern beziehungsweise Ballaststoffe, die man über den Tag hinweg isst, auch quellen und damit das Stuhlvolumen vergrößern. Getrocknete Früchte gehören übrigens zu den Lebensmitteln mit den meisten Ballaststoffen, gerade Backpflaumen und Feigen. Dass Dörrobst auf fast jedem Frühstücksbuffet der Hotels dieser Welt zu finden ist, hat genau diesen Hintergrund, tippe ich mal. Schließlich sollen die Gäste sich wohlfühlen. Ein anderer Punkt, der niemanden überrascht: Körperliche Aktivität spielt eine große Rolle. Ein Darm muss sich beim Verdauen bewegen, und das fällt ihm sehr schwer, wenn man immer nur am Schreibtischstuhl klebt oder auf der Couch abhängt. Darum bringt schon ein Spaziergang die Verdauung in Gang.

Ein weiteres Hausmittel ist Milchzucker (Laktose). Er bindet Wasser und zieht es in den Darm. Dadurch erweicht der Stuhl nicht nur, er nimmt auch mehr Volumen an. Außerdem entstehen Gase, die ebenfalls an die Darmwand drücken und den Reiz zur Ausscheidung noch verstärken. Das ist sehr unangenehm für alle mit Laktoseintoleranz. Denn sie stellen nicht ausreichend von dem Enzym Laktase her, um selbst geringe Mengen Milchzucker frühzeitig in seine (wirkungslosen) Einzelteile Galaktose und Glukose zu zerlegen. Und es ist sehr praktisch für Menschen mit Verstopfung, die gezielt mehr Laktose zu sich nehmen, als die Laktase auf Anhieb schaffen kann. Bis zu vier Esslöffel Milchzucker am Tag sind für Erwachsene empfohlen, starten sollten Sie aber besser mit nur einem. Denn für manche funktioniert dieser Tipp leider nicht; sie empfinden die Gase als sehr störend und leiden unter einem Völlegefühl, wenn sie Milchzucker einnehmen.

Außerdem würde ich jedem, der sich mit Verstopfung herumschlägt, raten, kurz zu überlegen, welche Medikamente er oder sie nimmt. Rezeptpflichtige Schmerzmittel (Opioide) oder Betablocker (u. a. gegen Bluthochdruck) zum Beispiel können den Darm regelrecht lahmlegen. Und oft genug ist es möglich, auf ein anderes Präparat auszuweichen.

Das sind alles Tipps und Tricks, die ich immer erstmal ausprobieren würde, bevor ich über Medikamente überhaupt nachdenke. Aber, ganz ehrlich: Hausmittel bringen nicht bei jedem was. Oder manchmal nicht genug. Und auch wenn Verstopfung in aller Regel harmlos ist und seltene Toilettengänge keine Nachteile für die Gesundheit haben: Nicht können auf dem Klo kann einem schon den Spaß verderben. Insbesondere, wenn es anhält (ab drei Monaten spricht man von chronischer Obstipation). Darum ist es gut, dass es Abführmittel gibt.

Abführmittel – Was Sie wissen müssen

Das Wichtigste zuerst: Bei Abführmitteln sind die pflanzlichen Arzneien nicht automatisch die sanften. *Anthrachinone*, wie sie etwa in Aloe, Faulbaumrinde, Sennesblättern und -früchten sowie in der Rhabarberwurzel (nein, nicht in der aus dem Garten, nur in den Wurzeln des Südchinesischen und des Medizinalrhabarbers) vorkommen, greifen ganz gezielt und höchst effektiv in das Geschehen im Darm ein und wirken vom Prinzip her genau wie die chemischen Mittel (etwa Bisacodyl oder Natriumpicosulfat), sind aber schlechter zu dosieren. Ein Früchtewürfel oder ein Abführtee aus diesen Arzneipflanzen kommt darum sehr viel harmloser daher, als er ist. Andererseits gibt es auch pflanzliche Mittel, die wirklich sanft sind und die man auch auf Dauer nehmen kann. Aber der Reihe nach – hier kommen erstmal die Wirkprinzipien der gängigen rezeptfreien Abführmittel.

Mittel, die im Darm aufquellen: Leinsamen und (indischer) Flohsamen sowie Flohsamenschalen. Diese ballaststoffreichen Heilpflanzen würde ich immer als Erstes empfehlen. Das Wirkprinzip ist denkbar einfach: Neben reichlich Ballaststoffen enthalten die Samen eine Menge *Schleimstoffe*,  die im Darm quellen und auf diesem Weg die Darmbewegungen anregen. Zudem erleichtert der Pflanzenschleim den Transport, alles gleitet besser. Für beide Heilpflanzen gilt: Zerkleinerte Samen quellen stärker als ganze. Denn so sind die *Schleimstoffe*, die in der Schale sitzen, für die Quellflüssigkeit besser erreichbar. Und gerade Leinsamen (Lini semen) enthält auch Öl, das den Abführprozess erleichtert – man kann es sich als zusätzliches Schmiermittel vorstellen.

Leinöl ist ein heimisches, hochwertiges und supergesundes Öl, das gern mit Pellkartoffeln und Quark gegessen wird, das aber schnell verdirbt und natürlich reichlich Kalorien mitbrigt. Ranziges Leinöl ist gar nicht gut, da es den Verdauungstrakt weiter reizen kann. Deswegen gilt als die optimale Darreichungsform der aufgeschlossene oder aufgebrochene Leinsamen, der nur leicht gequetscht wurde. Die *Schleimstoffe* darin sind gut erreichbar, die ölführenden Zellen aber noch weitgehend heil, sodass das Öl sich besser hält. Stoßen Sie Leinsamen in einem Mörser an und bewahren Sie eventuelle Reste im Kühlschrank auf. Diese Prozedur kann ich allerdings nicht für diejenigen empfehlen, die Kalorien zählen. Da sind die ganzen Samen besser, auch wenn sie weniger gut quellen. Denn dann kommt der Körper gar nicht erst an das Öl heran und scheidet es mit den intakten Samen wieder aus.

Alternativ können Sie Flohsamen (Psyllii semen beziehungsweise Plantaginis ovatae semen, das ist der indische) verwenden. Die enthalten weniger Öl und quellen wesentlich stärker. Oder nur die Schalen davon, die halten den Rekord im Aufquellen. Auf Flohsamen komme ich später noch ausführlich zu sprechen (nach den Durchfallmitteln).

Wichtig bei der Einnahme ist, ausreichend zu trinken! Mindestens 1,5 Liter am Tag. Nur dann können die *Schleimstoffe* auch quellen (siehe oben, Ballaststoffe). Und keine Express-Wirkung erwarten: Es dauert ein bis drei Tage und manchmal noch länger, bis man etwas merkt. Ich würde mit einem Esslöffel (zehn Gramm) zerstoßenem Leinsamen am Tag anfangen oder mit zwei Esslöffeln der ganzen Samen, zum Beispiel einen morgens und einen abends. Besser nicht über 15 Gramm Leinsamen (das entspricht 1,5 Esslöffeln) pro Mahlzeit und über den Tag 45 Gramm zu sich nehmen. Diese gängige Empfehlung hat aber nichts mit der abführenden Wirkung zu tun, sondern mit den in geringen Mengen enthaltenen cyanogenen Glykosiden, aus denen hochgiftige Blausäure entstehen könnte. Der letzte Hinweis: Wenn der Darm voller *Schleimstoffe* ist, kann das die Aufnahme anderer Arzneistoffe verhindern. Darum am besten zwei Stunden Abstand zwischen Floh- oder Leinsameneinnahme und anderen Medikamenten einhalten.

Mittel, die physikalisch wirken, sogenannte Osmolaxantien: Lactulose, Macrogole. Die wichtigsten Vertreter dieser Gruppe sind die Wirkstoffe Lactulose (ähnlich wie Laktose bestehend aus zwei Zuckermolekülen) und Macrogole: chemische Polyethylenglykole, kurz PEG, also im Prinzip eine Art Kunststoff, der auch als Gelbinder in Salben und Cremes zum Einsatz kommt. Diese Mittel passieren Magen und Dünndarm, kommen im Dickdarm an und binden Wasser an sich – ähnlich wie beim Milchzucker. Was ein solch stark wasserbindender Stoff bewirkt, liegt auf der Hand: Der Stuhl wird voluminöser und weich.

Die Frage, was nun besser sei, Lactulose oder Macrogole, hat vor einigen Jahren die *Cochrane-Collaboration* beantwortet: Polyethylenglykole (PEG) seien Lactulose zumindest bei chronischer Verstopfung vorzuziehen, hieß es 2010, nachdem die *Cochrane*-Wissenschaftler zehn klinische Studien ausgewertet hatten. Wirksam seien beide, aber PEG schneidet besser ab in Hinblick auf die Stuhlfrequenz, die Form des Stuhls, die Linderung von Bauchweh und den Bedarf an zusätzlichen Mitteln.

Trotzdem würde es mich gar nicht wundern, wenn sich bei der Bewertung dieser beiden Stoffe noch mal etwas tun würde. Denn Lactulose und das chemisch eng verwandte Lactitol können etwas, das erst in den letzten Jahren so richtig interessant geworden ist: Sie haben einen präbiotischen Effekt, soll heißen, bestimmte hocherwünschte Darmbakterien ernähren sich davon und vermehren sich. Das ist gut für die Darmflora, die unser Wohlbefinden in vielerlei Hinsicht beeinflusst. Außerdem bedeuten mehr Bakterien auch mehr Stuhlvolumen. Und die bei der Verstoffwechselung entstehenden Essig- und Milchsäuren regen die Verdauung zusätzlich an. Es bilden sich allerdings auch Gase wie Wasserstoff und Methan, die für Blähungen sorgen können – das wiederum ist eine mögliche Nebenwirkung, die bei PEGs nicht auftritt.

Osmolaxantien kommen bei chronischer Verstopfung oder begleitend zu einer Opioidbehandlung (Schmerzmittel, die den Darm lahmlegen) zum Einsatz. Sie gelten als auf Dauer gut verträglich und sind weniger für den gelegentlichen Gebrauch gedacht. Laktulose kommt meist als Sirup daher, Macrogole als Pulver zum Anrühren. Beide wirken nicht sofort, es dauert ein bis zwei Tage.

Brachiale Vertreter der Osmolanxantien sind übrigens die salinischen Abführmittel wie Glauber- oder Bittersalz, die oft vor einer Fastenkur empfohlen werden. Diese Mittel würde ich heute nicht mehr nehmen. Sie schmecken grauenhaft und wirken so durchschlagend, dass sie den Elektrolytstoffwechsel ganz durcheinanderbringen können, weil beim erzwungenen Abführen zu viele Mineralstoffe zu schnell ausgeschieden werden. Meiner Ansicht nach ein mittelalterliches Konzept. Wenn der Darm leergeräumt werden muss, etwa vor einer Darmspiegelung, nimmt man heute Osmolaxantien in Kombination mit Elektrolyten.

Stimulierende Laxantien – Anthrachinone aus Rhabarber, Faulbaumrinde, Aloe oder Sennes sowie synthetische Mittel wie Bisacodyl. Diese Mittel entsprechen wohl am ehesten dem, was man im Kopf hat, wenn man in der Apotheke nach einem Abführmittel fragt: Sie greifen chemisch ins Körpergeschehen ein, mit einem unmittelbaren Resultat – sechs bis zehn Stunden später muss man aufs Klo. Die Wirkstoffe sorgen dafür, dass Wasser und bestimmte Mineralien nicht mehr aus dem Darm ins Blut aufgenommen werden, und dass zudem mehr Wasser und Mineralien hinein strömen. Dadurch füllt sich der Darm, und der Stuhl weicht auf. Darüber hinaus regen diese Mittel die natürlichen Darmbewegungen an.

Dass es trotzdem bis zu zehn Stunden dauert, bis man endlich aufs Klo kann, hat damit zu tun, dass die Pflanzen die Wirkstoffe »verpackt« liefern – *Anthrachinone* sind typische *Prodrugs*: Damit die eigentlich wirksame Substanz entsteht, muss zuerst ein Zuckermolekül abgespalten werden. Danach müssen sich die Darmbakterien über den Pflanzenstoff hermachen und ihn verdauen, erst dann stehen die aktiven Anthrone beziehungsweise Anthranole bereit. Bei den chemischen Mitteln entfällt dieser Prozess, doch auch sie gelangen mit Verzögerung an ihren Wirkort. Denn nachdem sie aus dem Magen in den Dünndarm gelangt sind, nehmen sie einen Umweg über den Blutkreislauf und die Leber. Verabreicht man denselben Wirkstoff als Zäpfchen, entfällt das Ganze; darum wirken Abführzäpfchen schon nach 30 Minuten.

Wenn an der Uni von stimulierenden Laxantien die Rede war, hieß es immer: Vorsicht, sie können den Elektrolythaushalt durcheinanderbringen! Und dann – bei Kaliummangel – arbeiten die Muskeln nicht richtig; die Darmbewegungen lassen nach, sodass man erst recht nicht aufs Klo kann … ein Teufelskreis! Mittlerweile ist davon vor allem im Zusammenhang mit einem Übergebrauch die Rede, wenn man die Mittel also länger nimmt als empfohlen oder in höherer Dosierung. Dennoch würde ich immer zu den chemischen tendieren, denn die gibt es in Tropfenform oder als Mini-Dragées (»Perlen«). Dadurch sind sie besser zu dosieren als etwa ein Tee. Bei Überdosierung kann es nämlich zu heftigen Bauchkrämpfen kommen.

Es ist auch wichtig zu wissen, dass es nach einer erzwungenen Darmentleerung dauert, bis der Darm wieder gefüllt ist und das Abführen natürlicherweise einsetzt. Darum sollte man mindestens drei Tage zwischen den einzelnen Abführmitteleinnahmen vergehen lassen. Und noch ein letzter Hinweis: *Anthrachinone* werden teilweise über den Urin ausgeschieden und können diesen dabei dunkel färben – also nicht erschrecken.

Mittel, die die Ausscheidung auslösen. Aus meiner Sicht völlig unterschätzt sind Fertigklistiere mit stark wasserbindenden Inhaltsstoffen wie etwa Glycerol. Fertigklistiere sind kleine Tuben mit schmalem Aufsatz, die man sich – ganz vorsichtig! – in den Po steckt und in den Darm entleert. Dort zieht das Glycerol Wasser an, sodass der Darminhalt zuverlässig weich wird und sich vergrößert. In der Wand des Rektums (das ist das allerletzte Stück Darm) sitzen Dehnungsrezeptoren, die anspringen, wenn es zu voll wird – man muss sofort aufs Klo. Innerhalb von höchstens einer Stunde ist es für gewöhnlich vorbei mit der Verstopfung, und anders als bei den ebenfalls schnellen chemisch wirksamen Abführzäpfchen bleibt der Rest vom Darm ganz und gar unbeeinflusst. Das gefällt mir gut daran, und darum sind solche Präparate auch eine super Sache für Schwangere.

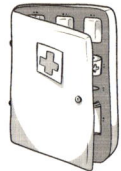

Aus dem Arzneischränkchen geplaudert

Warum es manche Mittel in der Apotheke UND in der Drogerie gibt

Es ist verwirrend: *Lefax*, ein Mittel gegen Blähungen, gibt es in der Apotheke, pro Kautablette mit 42 Milligramm Simeticon. *Lefax Extra Lemon Fresh* Granulat mit 125 Milligramm Simeticon pro Portionsbeutel gibt es in der Drogerie. Was soll das? Und ist jetzt eines besser als das andere?

Natürlich nicht. Es ist wie so oft ein Marketing-Ding. Das Apothekenprodukt ist als Arzneimittel zugelassen, und zwar schon seit vielen Jahren, mit allen dafür erforderlichen Studienergebnissen und sonstigen Unterlagen. Das Drogerieprodukt ist als *Medizinprodukt* registriert, und zwar seit noch gar nicht so langer Zeit. Es trägt das CE-Kennzeichen. Die Registrierung ist wesentlich einfacher und mit deutlich weniger Auflagen verbunden – und damit natürlich attraktiv für den Hersteller. Möglich ist sie bei Wirkstoffen, die physikalisch wirken, wie beispielsweise der Wirkstoff Simeticon in *Lefax*. Die Substanz kann im Magen-Darm-Trakt mit Gas gefüllte Blasen zusammenfallen lassen und so Blähungen lindern. Das macht sie auf rein physikalischem Weg, so wie ein sehr, sehr volles Wasserglas (ein Glas »mit Berg«) sofort überläuft, wenn man einen Tropfen Spüli dazugibt. Simcticon wirkt allein da durch, dass es da ist, es reagiert mit nichts und niemandem, mit keinem anderen Stoff. Und genau das ist die Idee des *Medizinprodukts*: Es kommt dabei zu keiner biologischen (genau gesagt: pharmakologischen, metabolischen oder immunologischen) Wechselwirkung mit dem Körper. Das macht Verbandstoffe, Kondome, Katheter, Herzschrittmacher oder Brustimplantate eindeutig als Medizinprodukte erkennbar. Bei stofflichen *Medizinprodukten* wie Mitteln gegen Blähungen, bestimmten Abführmitteln (siehe Macrogole), Meerwasser-Nasensprays oder Heilerden ist es dagegen auf Anhieb ganz schön schwierig, sie eindeutig zuzuordnen. Laut Bundesverband Medizintechnologie greifen Arzneimittel in »komplexe biologische Systeme« ein, ihre therapeutische Wirkung ist »als Wechselwirkung zwischen den Arzneistoffen und dem menschlichen Körper zu verstehen«. Wenn der Körper also etwa erst einen Teil des Wirkstoffs abspalten muss, damit dieser seine Wirkung entfaltet, kann es kein *Medizinprodukt* sein. Die Wirkung von Medizinprodukten dagegen ist »weniger komplex und lässt sich zudem vorwiegend durch die Wirkung von Medizinprodukten auf den Körper beschreiben« – und eben nicht umgekehrt. Insofern können sogar altbewährte Heilpflanzen als *Medizinprodukt* zur Anwendung kommen: Schleimdrogen wie Eibisch zum Beispiel, die sich auf die strapazierte Schleimhaut legen und so den Hustenreiz mildern.

Ich bin sicher, dass gerade viele pharmazeutische Unternehmer durch ihr Produktsortiment gehen und gucken, was eventuell für die Registrierung als stoffliches *Medizinprodukt* geeignet wäre und bei welchen Mitteln sich der Aufwand lohnen könnte: Die Produktkategorie ist noch ziemlich neu, erst seit ein paar Jahren wird sie überhaupt in der *Medizinprodukte*-Verordnung erwähnt. Wer jetzt eine Registrierung vornimmt, bekommt zur Belohnung einen neuen Vertriebskanal. Denn die meisten Mittel für die Selbstmedikation sind zwar rezeptfrei, aber eben nicht frei verkäuflich, sondern *apothekenpflichtig*. Doch nur frei verkäufliche Arzneimittel dürfen in der Drogerie oder in der Freiwahl der Apotheke – das ist der Bereich, in dem man selbst nach den Waren greifen kann – verkauft werden. Hier liegen dann auch stoffliche *Medizinprodukte*. Der Clou aus Herstellersicht ist aber auch, dass sich für *Medizinprodukte* leichter werben lässt. Im Fall von Fernsehwerbung beispielsweise darf der Schnellsprecher-Satz »Bei Risiken und Nebenwirkungen fragen Sie Ihren Arzt oder Apotheker« entfallen. Bei bis zu 1.557 Euro, die eine Werbesekunde um 18.59 Uhr im ZDF kostet, ist schnell klar, dass auch das einen Unterschied macht.

Ich finde das alles ganz schön verwirrend. Und ich finde es merkwürdig, dass die Behörden dieses Verwirrspiel überhaupt zulassen. Doch man muss auch sagen, dass diese Mittel per se nicht schlechter sind. Gerade wenn sie aus demselben Stall kommen wie die Arzneimittelgeschwister, spricht nichts dagegen, zur (oftmals preiswerteren) Drogerie-Variante zu greifen. ✚

Extrem unangenehm – Durchfall

Mit Verstopfung fühlt man sich schlecht und schwer. Aber man kann unter Leute gehen. Ein akuter Durchfall (eine Diarrhö) kann einen dagegen regelrecht ans Klo fesseln, und was sich dort abspielt, ist ekelhaft und beängstigend: Es kann nicht lange gutgehen, wenn Nahrung derartig durch einen durchrutscht!

Und das stimmt auch, wobei es für gewöhnlich weniger darum geht, dass man vom Fleisch fallen könnte. Das Problem ist vielmehr die Flüssigkeit, die aus dem Darm nicht in den Körper, sondern direkt in die Kloschüssel gelangt. Der Körper verliert viel Wasser sowie die darin gelösten Salze und trocknet regelrecht aus, dehydriert. Dass man sich nach einer durchschlagenden Sitzung auf dem Klo schlapp und teilnahmslos fühlt, liegt darum mitunter nicht nur am Durchfall selbst oder am Infekt, der vielleicht dahintersteckt, sondern schlichtweg an der Austrocknung. Dabei geht es um mehr als ein schlechtes Gefühl: Innerhalb von wenigen Tagen kann diese Dehydrierung lebensbedrohlich werden, vor allem bei Babys und älteren Menschen.

Das verlorene Wasser zu ersetzen ist darum das Allerwichtigste, bei jeder Art von Durchfall. Erwachsene sollten drei Liter am Tag anpeilen, am besten Brühe, Tee, stilles Mineralwasser oder dünne Saftschorlen – also Getränke, die Elektrolyte (Mineralstoffe) und eventuell auch ein bisschen Energie liefern. Es spricht viel für Kamillen-, Pfefferminz- oder Ingwertee: Kamille wirkt entzündungshemmend, Pfefferminze krampflösend, und Ingwer hilft gegen mögliche Übelkeit – dazu einfach kleingeschnittenen frischen Ingwer mit heißem Wasser übergießen. Auch schwarzer oder grüner Tee sind empfehlenswert, weil sie reichlich *Gerbstoffe* enthalten (siehe unten). Es schadet nichts, weiter zu essen, wenn man kann: alles, was leicht und fettarm ist wie Zwieback, Salzstangen, Reis, pürierte Banane oder geriebener Apfel. Ich persönlich würde mit dem Apfel anfangen, denn er enthält Pektine, die im Darm Giftstoffe und Wasser binden. Wer nichts bei sich behält, sollte ein Glukose-Elektrolytpräparat nehmen, wie Kinder sie bei Durchfall schnell verordnet bekommen. Solche Mittel ersetzen die verlorenen Salze und einen Teil der Flüssigkeit, man fühlt sich oft sofort etwas besser. Dass auch Traubenzucker (Glukose) drin ist, hat weniger mit schneller Energie zu tun als damit, dass er die Aufnahme von Elektrolyten aus dem Darm erleichtert.

Und was ist mit der alten Empfehlung Cola und Salzstangen? Natürlich ist Cola besser, als nichts zu trinken. Aber Cola enthält (neben rund 100 Gramm Zucker pro Liter, die einen auch nicht froh machen) Phosphor- und Kohlensäure sowie Koffein – alles Stoffe, die den Darm nicht gerade beruhigen, sondern im Gegenteil seine Schleimhaut reizen beziehungsweise ihn zu noch mehr Bewegung anregen könnten. Und so viel Salz, wie an Salzstangen dran ist, braucht kein Mensch – Haushaltssalz ist ja nur Natriumchlorid und eben keine Elektrolytmischung. Besser ist ein schwarzer Tee mit nur einer Prise Salz und idealerweise etwas Traubenzucker (Glukose).

Hinter fast allen Durchfällen stecken Erreger beziehungsweise die Giftstoffe (Toxine), die sie produzieren. Sie gelangen entweder durch verkeimte Lebensmittel in den Darm (man hat was »Falsches gegessen«, etwa auf Reisen, sprich, eine Lebensmittelinfektion), über kontaminierte Gegenstände oder auch direkt durch unsere lieben Mitmenschen (ein Magen-Darm-Infekt »geht um«). So elend man sich mit so einem Infekt fühlt, so schnell ist er meist auch wieder vorbei, mit Glück schon nach 24 Stunden.

Ich will hier gar nicht viel über Medikamente reden, denn mein Eindruck ist: Sehr oft bedarf Durchfall entweder gar keiner Behandlung oder sollte dem Arzt vorgestellt werden. Das ist immer dann der Fall, wenn er länger als zwei Tage dauert, wenn er blutig ist oder sehr ausgeprägt und ohne Tendenz zur Besserung – oder wenn man kürzlich ganz weit weg im Urlaub war und sich einen exotischen Erreger mitgebracht haben könnte. Mit einem Säugling oder einem älteren gebrechlichen Menschen würde ich gar nicht lange fackeln und schnell einen Termin machen oder direkt in die Praxis gehen, eventuell auch bei Fieber, starken Bauchschmerzen und Erbrechen. Denn so banal wie Durchfall meist ist – manchmal muss man ganz schnell an einen Tropf gehängt werden! Außerdem gibt es viele, viele ernste Krankheiten und einige Unverträglichkeiten, die mit Durchfall einhergehen, sowie eine ganze Menge spezieller und echt fieser Erreger, die ihn in Ausnahmefällen verursachen können. Dann ist ein Antibiotikum nötig. All das müssen Arzt oder Ärztin abklären.

Aber das hier wäre kein Apothekerinnen-Buch, wenn ich nicht zumindest noch die wichtigsten rezeptfreien Behandlungsmöglichkeiten aufzeigen würde. Früher gab es nur *Adsorbentien* wie Heilerde oder Kohle, die die von den Erregern hergestellten Giftstoffe und natürlich das Wasser im Darm an sich binden. *Adsorbentien* würde ich weniger bei einem Infekt nehmen, sondern eher dann, wenn die Verdauung vor Aufregung oder aus Angst einfach ein bisschen verrücktspielt. *Adsorbentien* binden allerdings auch alles mögliche andere, was der Körper braucht, etwa Vitamine und eventuelle weitere Medikamente (wie die Pille); darum am besten nicht auf Dauer und immer mit ein bis zwei Stunden Abstand zu anderen Arzneimitteln einnehmen.

Natürlich spielen auch Heilpflanzen bei Durchfall seit Menschengedenken eine Rolle. Pektine aus Äpfeln habe ich schon erwähnt; sie kommen auch in *Fertigarzneimittel*n gegen Durchfall zum Einsatz, zum Beispiel in Kombination mit Kamille, die Entzündungen lindert. Lein- oder Flohsamen, die wir schon von der Verstopfung kennen, quellen im Darm und binden dort überschüssige Flüssigkeit und Toxine (dazu gleich noch mehr). Gerbstoffhaltige Pflanzenzubereitungen (siehe Erkältung) wie schwarzer Tee oder getrocknete Heidelbeeren dichten die Oberfläche der Darmschleimhaut etwas ab, sodass weniger Giftstoffe aus dem Darm ins Blut gelangen. Besonders gerbstoffreich ist der Tormentillwurzelstock, die Blutwurz. In diesem Zusammenhang kann ich auch ein Glas schweren Rotwein empfehlen, falls einem danach ist, zum Beispiel einen im Eichenfass ausgebauten Bordeaux oder einen Merlot. Je pelziger, desto besser, denn das pelzige Gefühl entsteht durch die Wirkung der *Gerbstoffe* auf der Mundschleimhaut. Aber nur ein Glas, ist ja klar.

In den 1990er Jahren wurde der Arzneistoff Loperamid aus der Rezeptpflicht entlassen, ein Peristaltikhemmer, der an bestimmte Rezeptoren (die Opioidrezeptoren) im Darm andockt. Auf diese Weise kann der Wirkstoff den Darm regelrecht lahmlegen, wie das auch als Schmerzmittel verwendete Opioide oft tun. Die Darmbewegungen setzen aus. Das ist ungeheuer effektiv, der Durchfall hört schnell auf. Der Nachteil: Die Erreger mit ihren Toxinen bleiben im Darm und können noch mehr Giftstoffe bilden, die dann gaaaanz viel Zeit haben, um durch die Darmwand in die Blutbahn zu gelangen. Wer ohnehin schon Fieber hat, sollte diese Mittel darum auch nicht nehmen. Denn eigentlich ist Durchfall eine Art Selbstheilungsmechanismus des Körpers bei einer Infektion. Bei der Behandlung mit Loperamid können zudem Nebenwirkungen vorkommen, wie Hautausschlag oder sogar Darmverschluss. Loperamid war natürlich auch in meinem Rucksack, als ich zwischen Schule und erstem Job als Traveller unterwegs war. Es ist ein sinnvolles Präparat, wenn man einen Tag überbrücken muss, an dem man nicht zuhause bleiben kann oder will – auf Reisen oder wegen eines Termins. Ich denke aber, heute würde ich es eher mit dem Arzneistoff Racecadotril probieren, der seit 2013 rezeptfrei zu bekommen ist. Das ist zwar auch kein »sanftes« Mittel, sondern greift gezielt in die Körpervorgänge ein, indem es dafür sorgt, dass deutlich weniger Wasser in den Darm hineingelangt. Aber die Zeit, in der der Darminhalt und damit die schädlichen Erreger im Körper sind, bleibt Studien zufolge unverändert.

Und dann gibt es noch *Probiotika*. Das sind Zubereitungen – Nahrungsergänzungsmittel, Arzneimittel und auch Lebensmittel wie probiotische Joghurts zählen dazu –, die lebende Mikroorganismen enthalten, wie Milchsäure- und Bifidobakterien, Enterokokken, gute Varianten von Escherichia coli und die Hefe Saccharomyces boulardii. *Probiotika* wollen die natürliche Darmflora ergänzen beziehungsweise unterstützen. Sie gelten als sehr sicher. Nur wer ein ohnehin geschwächtes Immunsystem hat, sollte keine entsprechenden

Präparate nehmen. Also auch alle, die ihr Immunsystem medikamentös herunterfahren müssen, etwa nach einer Transplantation. *Probiotika* halten den Durchfall auf dreierlei Weise auf: Sie sondern Bakteriozine ab, die die Vermehrung der Durchfall auslösenden Keime blockieren. Sie aktivieren das Immunsystem vor Ort, und sie bilden einen Schutzfilm auf der Schleimhautoberfläche und schirmen damit Rezeptoren ab, an denen die krankmachenden Stoffe beziehungsweise Erreger andocken. *Probiotika* erscheinen mir zurzeit als das beste Mittel gegen Durchfall, wenn man denn therapieren will, auch wenn ein *Cochrane-Review* gerade mal eine Verkürzung um einen Tag bescheinigt hat. Aber welches Präparat soll man nehmen? Der Markt ist vollkommen unübersichtlich geworden, seit sich immer genauer abzeichnet, welch große Rolle die Darmflora für unsere Gesundheit spielt. Und es kommen immer neue Erkenntnisse und immer neue Mittel mit neuen Bakterienstämmen hinzu. Ich würde darum bei Durchfall im Zweifel zu den bewährten Hefepräparaten greifen, die es schon viel länger gibt als den Hype um die Darmflora. Und ansonsten würde ich dazu raten, ein zugelassenes Medikament aus der Apotheke zu kaufen, das seine Wirksamkeit beweisen musste, und kein Nahrungsergänzungsmittel aus dem Drogeriemarkt. Fragen Sie nach einem hochdosierten Mittel, denn für Laktobazillen zum Beispiel gilt: Je mehr Sie schlucken, desto schneller ist der Durchfall vorbei.

Flohsamen – Das Mädchen für alles

Flohsamen sind ein irres Arzneimittel, das für mich wie kaum ein anderes zeigt, wie effektiv und zugleich vielschichtig *Phytotherapie* sein kann. Denn die Samen wirken auf super simple Weise: Die in der Schale enthaltenen unverdaulichen *Schleimstoffe* quellen im Kontakt mit Flüssigkeit, und zwar unheimlich gut. Flohsamen verzehnfachen ihr Volumen innerhalb von vier Stunden, indische Flohsamen werden neunmal größer und Flohsamenschalen sogar unfassbare 40-mal (zum Vergleich: Leinsamen vervierfacht sich). Diese schlichte Eigenschaft sorgt für bemerkenswerte Wirkungen: Die Samen können scheinbar gegensätzliche Beschwerden lindern, nämlich Verstopfung UND Durchfall. Denn sie gelangen unverdaut bis in den Dickdarm, wo sie ihre Wirkung entfalten, sprich: massiv quellen. Das Stuhlvolumen steigt dadurch deutlich an, was bei Verstopfung den Reiz zur Darmbewegung und -entleerung setzt (siehe Verstopfung) und bei Durchfall die im Übermaß vorhandene Flüssigkeit festigt. Die *Schleimstoffe* binden außerdem Cholesterin, das dann mit dem Stuhl ganz einfach ausgeschieden wird, sodass Flohsamen auch Blutfettwerte senken helfen können. Auf vergleichbare Weise (wenn auch weniger deutlich) geht der Blutzuckerspiegel runter, was dazu führen kann, dass Diabetiker weniger Insulin brauchen. Und sie sind sehr hilfreich, wann immer der Stuhl geschmeidig sein sollte, zum Beispiel bei Hämorrhoiden. Noch dazu sind Flohsamen natürliche Darmsanierer: Sie geben den »guten« Bakterien im Darm reichlich zu futtern, weshalb es ihnen bestens geht. Und Flohsamen sind vollkommen naturbelassen – man kann sie so verwenden, wie sie aus der Pflanze kommen. Ein wahres Arzneimittel unserer Zeit.

Und was ist besser, Flohsamen, indische Flohsamen oder Flohsamenschalen? Diese *Drogen* werden oft verwechselt und sind eng miteinander verwandt; Wirkstoffe, Wirkweise und Anwendung sind gleich. Nur die Dosierung ist etwa doppelt so hoch, wenn die ganzen Samen und nicht nur deren Schalen zum Einsatz kommen. Denn die *Schleimstoffe* sind ausschließlich in der Schale enthalten. Den Rest braucht man also gar nicht unbedingt, darum würde ich auch immer die Schalen bevorzugen, eventuell pulverisiert.

Vier bis 20 Gramm sind die empfohlene Tagesdosis, das heißt, man kann einfach mit einem halben Teelöffel Flohsamenschalen anfangen und die Dosis gegebenenfalls weiter steigern. Bei Durchfall würde ich dreimal am Tag einen Teelöffel zu mir nehmen, bei Verstopfung dreimal täglich einen halben, jeweils eingerührt in Wasser, Saft oder Suppe und ganz ohne Vorquellen. Bitte nicht in Milch, darin klappt das Ganze nicht so gut. Und besser nicht direkt vor dem Schlafengehen. Außerdem gilt: immer mit zwei Stunden Abstand zu anderen Medikamenten, da der Schleim auch diese binden und aus dem Verkehr ziehen kann.

Das Allerwichtigste ist: unbedingt viel trinken, am besten zu jeder Dosis einen halben Liter Wasser, sonst kann es nicht funktionieren – im Gegenteil, Verstopfung wird dann noch schlimmer. Und Geduld, bitte: Flohsamen können zwar viel, und man kann sie dauerhaft nehmen, aber bis bei Verstopfung wirklich eine Änderung spürbar wird, kann einge Zeit vergehen. Die Wirkung tritt oft erst nach einigen Tagen bis zu einer Woche kontinuierlicher Einnahme ein.

Zum Schluss noch dieser Hinweis: Wer mit Darmverengungen zu tun hat oder schon mal einen Darmverschluss hatte, muss verzichten. Genau wie alle, deren Diabetes sich sehr wechselhaft verhält und schwer mit Medikamenten einstellbar ist. Selbst ganz schlichte Pflanzenmedizin ist nicht immer und nicht für jeden harmlos.

Magenschmerzen, Bauchkrämpfe, Blähungen und was dagegen hilft

Der Magen krampft, man muss aufstoßen und fühlt sich übervoll, gern kommen Blähungen oder Übelkeit dazu – das nennen Fachleute dyspeptische Beschwerden. Und ein häufiger Grund dafür ist: Es gab im Vorfeld einfach von allem zu viel.

Das kann einem schon mal passieren, zum Beispiel in der Weihnachtszeit oder bei einem Familienfest: zu viel gegessen und getrunken, man sitzt am Tisch und kann nicht mehr. Klar hilft dann ein Kräuterschnaps, nur leider fördert Alkohol unter anderem Sodbrennen, und oft möchte man auch nicht noch mehr Punkte auf dem Promillekonto. Meiner Erfahrung nach ist das ein optimales Einsatzgebiet für Arzneitees. Zum einen, weil viele der geeigneten Heilpflanzen als Tee gut schmecken. Zum anderen, weil die heiße Zubereitung nur guttun kann: Auf den Bauch wirkt Wärme entkrampfend, und die extra Flüssigkeit hilft, mit Alkohol besser zurechtzukommen – davon gab es an solchen Abenden ja auch gern zu viel.

Pflanzliche Mittel

Ich stelle hier fünf *Karminativa* vor – Mittel gegen Blähungen –, die sich sehr gut als Tee eignen (zehn Minuten zugedeckt ziehen lassen). Auch Kombinationen daraus sind wirksam. Alle empfehle ich als sanfte Verdauungshilfen, die schmerzhafte Gasansammlungen in Magen und Darm beseitigen, krampflösend wirken und das Aufstoßen erleichtern, sodass es ganz unauffällig wird.

Schon bei Babys beliebt – Fenchel. Fenchel ist der Klassiker bei leichten krampfartigen Magen-Darm-Beschwerden, Völlegefühl und Blähungen. Es gilt, mehrere Fenchelarten zu unterscheiden. Wenn man auf die arzneiliche Wirkung aus ist, sollte man nach Möglichkeit den bitteren Fenchel nehmen – seine Früchte enthalten mit bis zu 8,5 Prozent deutlich mehr *ätherisches Öl* als die des süßen oder Gewürzfenchels (1,5 bis drei Prozent). Vor allem diesem Öl wird die heilende Wirkung zugeschrieben. Fenchelfrüchte (Foeniculi fructus) wirken nicht nur karminativ, also gegen Blähungen, sondern auch motilitätsfördernd – das heißt, sie beschleunigen die Darmtätigkeit. Mal ganz abgesehen von ihrer schleimlösenden und keimhemmenden Wirkung, derentwegen sie in zahlreichen milden Hustenzubereitungen stecken.

Ideal ist es, wenn Sie ganze Fenchelsamen (botanisch: Fenchelfrüchte) kaufen und diese erst direkt vor der Teezubereitung im Mörser anstoßen. Denn das ätherische Öl liegt gut verpackt in den Sekreträumen innerhalb der Samen. Tee aus zerkleinerten oder pulverisierten Fenchelfrüchten enthält darum besonders viel an ätherischen Ölen. Teebeutel oder zerstoßene Früchte auf Vorrat in den Küchenschrank zu legen ist keine Lösung: Je kleiner geschnitten die Pflanzenteile, desto mehr Sekreträume sind zerstört und desto schneller verdunstet das Öl während der Lagerung daraus.

Dosierung pro Tasse (150 Milliliter): ein Teelöffel Fenchelfrüchte, entspricht ca. 2,5 Gramm.

Der kleine Bruder – Anis. Anis ist fast genauso beliebt wie Fenchel, auch gern in Kombination. Anisfrüchte steigern – nicht nur im Ouzo oder Pastis – die Speichel- und Magensaftsekretion, weswegen Anistee gern zum Essen getrunken wird. Bei Husten wirken Anisfrüchte (Anisi fructus) leicht schleimlösend.

Je heißer das Wasser, desto besser lösen sich *ätherische Öle* darin, also Arzneitees unbedingt kochend heiß aufgießen, wenn sie *ätherische Öle* enthalten. In kaltem Wasser sind die Bestandteile von Anisöl fest. Das lässt sich leicht beobachten, wenn man Pastis mit Eiswasser aufgießt: Das ätherische Öl darin bildet sofort winzige Kristalle, die den Drink trüben.

Dosierung pro Tasse (150 Milliliter): ein halber Teelöffel Anisfrüchte, entspricht ca. 1,5 Gramm.

Nicht nur zu Kohl – Kümmel. Kümmelfrüchte (Carvi fructus) gehören zu den stärksten *Karminativa*. Sie wirken intensiver als Anis und Fenchel. Darum kommen sie häufig schon mit auf den Teller, etwa auf Kohl, frischem Brot oder anderen blähungsfördernden Lebensmitteln. Das ätherische Kümmelöl hat im Übrigen auch eine beträchtliche Wirkung gegen Pilze.

Wie Fenchel und Anis gehört Kümmel zu den Doldenblütlern (Apiaceen); das ist der Grund, weshalb ihre Früchte sich ähnlich sehen.

Dosierung pro Tasse (150 Milliliter): ein halber Teelöffel Kümmelfrüchte, entspricht ca. 1,8 Gramm.

Schmeckt vielen – Pfefferminze. Ein ideales Mittel, wenn gar nichts mehr geht: Pfefferminzblätter (Menthae piperitae folium) wirken nicht nur karminativ, sie lindern auch Schmerzen, fördern die Verdauung und beschleunigen die Magenentleerung. Und sie schmecken auch noch gut und frisch. Außerdem senkt Pfefferminztee die Spannung in dem Muskel, der die Speiseröhre zum Magen hin verschließt. So kann angestaute Luft leichter entweichen. Wer zu Sodbrennen neigt, sollte allerdings abends auf Pfefferminze besser verzichten – sich mit übervollem Magen und lockerem Muskel in die Waagerechte zu begeben kann unangenehm werden.

Nur Pfefferminzblätter, die mindestens 1,2 Prozent ätherisches Öl enthalten, dürfen gemäß dem Deutschen beziehungsweise Europäischen *Arzneibuch* als Arzneitee in Apotheken verkauft werden. Einen solchen Tee sollte man jedoch nicht andauernd und nur des Geschmacks wegen trinken – das darin enthaltene Menthol kann bei Überdosierung Magenschmerzen auslösen. Wer nicht verzichten will, kann auf die nah verwandte Krauseminze ausweichen, die in vielen Minztees aus dem Supermarkt steckt (siehe S. 169).

Dosierung pro Tasse (150 Milliliter): ein Esslöffel Pfefferminzblätter, entspricht ca. 1,5 Gramm.

Der duftende Verdauungshelfer – Lavendel. Lavendel ist wohl der am besten riechende Verdauungshelfer. Wichtigster Inhaltsstoff der Blüten (Lavandulae flos) ist das ätherische Lavendelöl, aber auch *Flavonoide* und *Gerbstoffe* könnten zur Wirkung beitragen. Lavendel wird von der für die

Bewertung von Heilpflanzen zuständigen *Kommission E* als wirkungsvoll auch beim Roemheld-Syndrom eingestuft. Darunter versteht man Herzbeschwerden, die durch Gasansammlungen in Darm und Magen hervorgerufen werden. Ideal ist Lavendel nach einem abendlichen Festessen, wenn es nicht nur harmonisch zuging: Neben seiner Wirkung gegen Oberbauchbeschwerden ist er ein bewährtes Mittel bei Unruhe (siehe Kapitel 5).

Dosierung pro Tasse (150 Milliliter): ein bis zwei Teelöffel Lavendelblüten, entspricht ca. 0,8 bis 1,6 Gramm.

Und was kann man sonst noch tun bei Verdauungsbeschwerden?

Wer nicht gern Tee trinkt, kann die ätherischen Öle aus den genannten Heilpflanzen auch auf einem Stück Brot oder in Kapselform zu sich nehmen, zum Beispiel die Kombination aus Pfefferminz- und Kümmelöl. Da die Öle dort viel konzentrierter sind als im Tee, bringen solche Medikamente oft mehr als der Aufguss. Außerdem gibt es chemische Mittel wie etwa den Wirkstoff Butylscopolamin – ein Parasympatholytikum, das krampflösend wirkt und bei Bauch- beziehungsweise Unterleibsschmerzen zum Einsatz kommt. Eine weitere Alternative zu Tee sind *Entschäumer* mit dem Wirkstoff Dimeticon oder Simeticon, die es u. a. als Kautablette oder Suspension gibt. Sie sind sinnvoll, wenn Blähungen im Vordergrund stehen. An diesen Mitteln gefällt mir, dass sie rein physikalisch wirken (siehe vorne in diesem Kapitel): Wenn sich Gasblasen im Magen oder Darm gebildet haben, zerstören sie diese, indem sie die Oberflächeneigenschaften der Schaumblasen verändern. Das Gas wird frei und kann entweichen, man kann endlich rülpsen oder pupsen, ein Teil wird auch vom Körper aufgenommen (resorbiert). Weil *Entschäumer* nicht aus dem Darm ins Blut gelangen, sind sie äußerst verträglich. Darum sind sie auch schon für Babys geeignet, die ja oft Blähungen haben.

Außerdem möchte ich die pflanzlichen Kombinationsmittel erwähnen: bittere, dunkle Tropfen voller Pflanzenkraft. Einer der *Extrakte* heißt STW 5, er steckt in dem bekannten Mittel Iberogast und besteht aus neun Arzneipflanzen, darunter Angelikawurzel, Kamille, Kümmel und Mariendistel. Dieses Kombinationsmittel ist gut untersucht: Es wirkt erwiesenermaßen entspannend auf verkrampfte und belebend auf schlappe Muskulatur. Iberogast ist daher eines der beliebtesten Mittel bei Magen-Darm-Problemen, vor allem natürlich bei Krämpfen, aber auch bei Übelkeit und Sodbrennen.

Umso erstaunlicher, dass um diesen *Extrakt* jahrelang gestritten wurde. Es ging um das enthaltene Schöllkraut, das die Leber schädigen kann. Mittlerweile ist festgelegt, dass in der Packungsbeilage künftig stehen muss: »Darf nicht eingenommen werden, wenn Sie an Lebererkrankungen leiden oder in der Vorgeschichte litten oder wenn Sie gleichzeitig Arzneimittel mit leberschädigenden Eigenschaften anwenden.« Auch Schwangere und Stillende sollen darauf verzichten.

Iberogast ist ein gutes Beispiel dafür, dass selbst super bewährte und erprobte Mittel (laut Hersteller haben bisher über 79 Millionen Menschen Iberogast genommen) in die Diskussion geraten können, weil neue Nebenwirkungen entdeckt oder die bekannten neu bewertet werden, wenn sie wiederholt auffallen – im Zusammenhang mit Iberogast ist es zu mehreren Fällen von Leberversagen gekommen, eine Person starb sogar. Außerdem zeigt die »Causa Iberogast«: Auch pflanzliche Mittel sind nicht frei von Risiken. Wie schon gesagt, es gibt keine Wirkung ohne Nebenwirkung. Darum sollte man sich gerade bei leichten Beschwerden genau überlegen, ob es wirklich ein Medikament braucht. Und darum können wir alle froh sein, dass wir in einem Land leben, in dem niemand für ein Arzneimittel werben darf ohne den Hinweis »Zu Risiken und Nebenwirkungen fragen Sie Ihren Arzt oder Apotheker« – auch wenn der noch so beknackt erscheint, siehe Kapitel 2. Denn bei diesen besonderen Waren geht es immer um das Nutzen-Risiko-Profil, das Verhältnis von Nutzen zu Risiken. Nicht selten konzentrieren sich die Risiken auf bestimmte Gruppen wie die Lebervorgeschädigten, weil die Leber die meisten Arzneistoffe verstoffwechselt und diese sich anhäufen, wenn das nicht optimal läuft. Darum auch die »Gegenanzeigen« in jedem Beipackzettel. Zu sagen, Iberogast sei ein gefährliches Mittel, wäre falsch – einige Fälle auf 79 Millionen Anwender, das sind verschwindend wenige. Doch für diejenigen, deren Leber nach der Einnahme versagt hat, war es sehr gefährlich.

Glücklicherweise gibt es eine Reihe von Alternativen, die ohne Schöllkraut auskommen und bei denen man nicht über das Thema Lebertoxizität nachdenken muss. Diese Mittel sind deswegen aber nicht zwingend besser, auch weil Schöllkraut wirklich eine potente Heilpflanze ist. Ich glaube auch nicht, dass sie bereits von 79 Millionen Menschen erprobt wurden, insofern ist weniger über sie bekannt. Darüber hinaus enthalten viele *Extrakte* Alkohol, was für die genannten Risikogruppen bekanntlich ohnehin nicht ideal ist. Wer schwanger ist, stillt oder Leberprobleme hat, sollte darum nach Möglichkeit auf ganz andere Wirkprinzipien (siehe oben) ausweichen.

Manchmal reicht ja auch einfach die Wärmflasche. Es ist absolut erstaunlich, was Wärme bewirken kann. Viele fühlen sich sofort besser mit einer Wärmflasche auf dem Bauch. Darum gehört sie für mich zu den allerwichtigsten Utensilien, die in keinem Haushalt fehlen dürfen. Ich habe sie sogar schon mit in den Urlaub genommen …

Hilfe, Feuer!
Sodbrennen und die Gegenmittel

Sodbrennen ist ein Übel unserer Zeit. Die Refluxkrankheit, deren Hauptsymptom Sodbrennen ist, hat in den letzten Jahrzehnten stark zugenommen. Es heißt, sie betreffe bereits jeden Sechsten. Der Grund ist vermutlich, dass die Refluxkrankheit oft mit Lebensstil und Stress zusammenhängt. Sodbrennen kann total harmlos und einfach nur wahnsinnig unangenehm sein, wie etwa während der Schwangerschaft oder wenn man zum Essen eingeladen war und ganz einfach von allem zu viel hatte. Aber es kann auch ein Dauerproblem sein, das zu ernsten Beschwerden führt, wie etwa einer Speiseröhrenentzündung. Im schlechtesten Fall sogar zu Speiseröhrenkrebs, der häufiger vorkommt als früher – die Patientenzahlen haben sich in den letzten 20 Jahren vervierfacht.

Sodbrennen kommt zustande, weil die Speiseröhre anders als der Magen keine dicke Schutzschicht aus Schleim hat. Wenn Magensäure in die Speiseröhre aufsteigt, brennt es. Manchmal spürt man auch einfach Schmerzen oder Druck hinter dem Brustbein, oder man stößt auf und hat einen miesen Geschmack im Mund. Manche müssen husten.

Dass der Nahrungsbrei diese Richtung nimmt, ist nicht vorgesehen. Normalerweise verschließt der Ösophagus-Sphinkter-Muskel den Magen zuverlässig nach oben hin, doch genau der kann zu schwach sein für zu viel Säure. Wenn das regelmäßig vorkommt, sollten Sie zum Arzt gehen, denn es könnte eine Gastritis dahinterstecken. Daneben gibt es eine Menge rezeptfreie Behandlungmöglichkeiten gegen Sodbrennen oder zu viel Magensäure. Das Schöne ist: Auch ohne Tabletten lässt sich viel erreichen.

Die wichtigsten Helfer bei zu viel Magensäure

Natron – das einfachste und günstigste Mittel. Wer jemals mit einer Badekugel gebadet hat, weiß genau, was passiert, wenn Natron (Natriumhydrogencarbonat, ein weißes Pulver und ein wichtiger Bestandteil von Backpulver) in feuchtem Milieu auf Säure trifft: Aus Hydrogencarbonat (HCO_3^-) wird das Gas Kohlendioxid (CO_2), außerdem entstehen Wasser (H_2O) und ein Salz – im Magen ist das Natriumchlorid (NaCl, Kochsalz), denn Magensäure ist Salzsäure (HCl). Hier kommt die Formel, die so schön einfach und einleuchtend ist. Aber ich verspreche, das wird die einzige bleiben in diesem Buch:

$$NaHCO_3 + HCl => NaCl + H_2O + CO_2$$

Natron neutralisiert also Magensäure, darum ist Natron auch ein effektives Mittel bei Übersäuerung, und das seit Jahrhunderten. Natron ist damit das allererste Antazidum, also das erste Mittel gegen zu viel Magensäure. Bei Natron hat die Neutralisierung allerdings den Preis, dass dabei viel Gas entsteht. Und dieses Gas kann nicht fröhlich herausblubbern (wie aus dem Badewasser), sondern es sammelt sich im Magen und teilweise auch im Darm. Dass es dann zu lauten Rülpsern und zu Blähungen kommt, lässt sich gar nicht vermeiden – was sehr unangenehm sein kann. Weiterer Nachteil, gerade für Bluthochdruckpatienten, die salzempfindlich sind: Man nimmt eine Menge Natrium zu sich, das ja auch in Kochsalz steckt und von dem die meisten von uns ohnehin zu viel abkriegen. Moderne Mittel vermeiden genau diese beiden Probleme, weshalb ich sagen muss: Natron ist zwar sehr effektiv, aber echt von gestern. Was nicht heißt, dass ein Teelöffel Backpulver nicht doch die Erlösung sein kann, wenn man von Sodbrennen geplagt ist.

Antazida. *Antazida* neutralisieren Magensäure. Es sind für gewöhnlich Mineralstoffverbindungen wie Magnesium- oder Aluminiumhydroxid, die mit der Magensalzsäure (HCl) zu Magnesium- beziehungsweise Aluminiumchlorid und wiederum Wasser reagieren: Auch hier findet Neutralisierung statt. Das ätzende Brennen lässt sofort nach, und zwar ohne dass Gas entsteht. Eine Ausnahme sind Carbonate wie Calcium- oder Magnesiumcarbonat, doch sie bilden deutlich weniger Gas als Natron. Gern werden Aluminium- und Magnesiumsalze kombiniert, denn Erstere wirken leicht verstopfend, Letztere tendenziell abführend – so gleicht sich der Effekt auf die Darmpassagezeit aus.

Erwähnen möchte ich auch die Schichtgitterantazida wie Magaldrat oder Hydrotalcit, *Antazida* in Kristallstruktur. Hier reagieren immer nur die für die Säure von außen erreichbaren Magnesium- und Aluminiumteilchen, und zwar umso schneller, je saurer das Umfeld ist. Schichtgitterantazida können darum Säure sehr gut puffern, außerdem haben sie schleimhautschützende Eigenschaften, die einfach strukturierte *Antazida* nicht mitbringen.

Vorteil aller *Antazida*: Sie wirken richtig schnell. Der Nachteil ist, dass sie nur kurz wirken, höchstens ein paar Stunden, denn sie haben keinerlei Einfluss auf die Säureproduktion. Sie sind vor allem dann geeignet, wenn man nur gelegentlich Sodbrennen hat und genau weiß, von welchem Gelage es rührt. Tabletten am besten immer gut zerkauen oder gleich eine Suspension nehmen, damit sich das Antazidum optimal im Magen verteilt.

Zum Dauergebrauch sind *Antazida* aber nicht gedacht. Es tut nicht gut, wenn man sich ständig Mineralstoffverbindungen in hoher Dosis zuführt, das gilt insbesondere, wenn die Nieren nicht optimal arbeiten. Und wer ein wiederkehrendes Refluxproblem hat, sollte sowieso auf stärker wirksame Mittel (wie etwa *Protonenpumpenhemmer*) zurückgreifen.

Zum Schluss noch zwei Hinweise: Die meisten *Antazida* enthalten Aluminium. Wem das nicht behagt (es wird, wenn es sich im Körper einlagert, etwa mit Alzheimer in Verbindung gebracht), kann beispielsweise auf Calciumcarbonat und Magnesiumcarbonat ausweichen. *Antazida* können sich außerdem mit einigen Arzneistoffen verbinden, die dann nicht mehr aus dem Darm ins Blut gelangen und wirken können. Daher besser immer zwei Stunden Abstand zur Einnahme anderer Medikamente einhalten.

Alginat. Dieser Wirkstoff hat aus zwei Gründen meine Sympathien: Zum einen gewinnt man ihn aus der Braunalge, er ist also pflanzlichen Ursprungs. Zum anderen wirkt er direkt vor Ort, noch dazu rein physikalisch. Natriumalginat bildet nämlich im sauren Milieu des Magens eine Art stabilen Schaum, der sich wie eine Luftpolsterfolie ganz oben auf den Mageninhalt legt. Es wird demnach nichts neutralisiert, und schon gar nicht dockt irgendwas irgendwo an. Sondern die »Folie« verhindert schlichtweg, dass saurer Mageninhalt in die Speiseröhre aufsteigen kann. Und genau das macht ja das Sodbrennen – das Wirkprinzip ist für mich absolut überzeugend. Nach einiger Zeit wird die »Folie« einfach wegverdaut und ausgeschieden.

Wie die *Antazida* wirkt auch Alginat schnell. Da der Wirkstoff nicht in den Blutkreislauf gelangt, ist es auch für Schwangere und Stillende absolut geeignet. Ein Nachteil ist, dass sich andere Arzneimittel mit dem Schaum verbinden können. Darum sollte man auch hier zwei Stunden Abstand zur Einnahme weiterer Medikamente einhalten.

H_2-Antihistaminika (»H_2-Blocker«, »H_2-Rezeptorantagonisten«). Diese Mittel kamen in den 1970er Jahren auf den Markt und waren lange eine große Nummer. Denn sie wirken stärker und vor allem länger als die *Antazida* – weil sie die Magensäureproduktion drosseln. Diese springt unter anderem dann an, wenn der Botenstoff Histamin an bestimmte Rezeptoren – die H_2-Rezeptoren in der Magenschleimhaut – andockt. *Antihistaminika* können an genau diesen Rezeptoren ebenfalls andocken. Sie besetzen die Bindungsstellen, sodass Histamin nicht mehr anlanden und somit nichts mehr ausrichten kann: Die Magensäureproduktion bleibt aus.

H_2-*Antihistaminika* waren die ersten Mittel, die mit ihrer Wirkdauer von vielen Stunden auch nachts Erleichterung brachten – das ist ein großer Vorteil, denn zu Sodbrennen kommt es im Liegen viel eher, als wenn man steht. Allerdings haben sie den Nachteil, dass sie erst nach 30 bis 90 Minuten wirken – eine verdammt lange Zeit, wenn man sie mit fiesem Sodbrennen zubringt. Wirklich problematisch ist an diesen Mitteln, dass es nach ein- bis zweiwöchiger Einnahme zu Gewöhnungseffekten kommen kann.

Aber eigentlich sind all diese Infos gar nicht mehr so wichtig. Denn heute kommen H_2-*Antihistaminika* – ohne Rezept ist vor allem als Wirkstoff Ranitidin in einer Dosierung von 75 Milligramm – ohnehin kaum mehr zum Einsatz. Denn *Protonenpumpenhemmer* können mehr.

Protonenpumpenhemmer (PPI). Diese Substanzklasse hat die H_2-*Antihistaminika* so gut wie abgelöst. Denn Wirkstoffe wie Omeprazol oder Pantoprazol sind einfach stärker und viel länger wirksam. Wie der Name schon sagt, hemmen sie die Protonenpumpe. Das ist natürlich keine normale Pumpe, sondern ein Enzym in der Membran der Belegzellen unserer Magenschleimhaut. In diesen Zellen wird die Magensäure gebildet. Das Enzym schleust die Säureteilchen aus der Zelle hinaus in den Magen beziehungsweise den Nahrungsbrei. Omeprazol oder Pantoprazol heften sich an das Pump-Enzym und legen es lahm. Der Körper muss erst ein neues Enzym bauen, bevor der Säuretransport wieder anlaufen kann. Das dauert seine Zeit, weshalb die Wirkung der PPIs ein bis drei Tage lang anhält.

Leider wirken die Mittel nicht so schnell wie die *Antazida*. Denn obwohl ihr Zielort der Magen ist, müssen sie erstmal durch ihn hindurch und den ganzen Weg durch den Darm über das Blut in die Belegzellen nehmen – die Wirkstoffe sind säureempfindlich und würden in der Magensäure kaputtgehen, darum sind Tabletten immer mit einem magensaftresistenten Überzug versehen. Das ist übrigens auch der Grund, warum man eine PPI-Tablette eine halbe Stunde vor dem Essen nehmen und sie niemals halbieren oder gar zermörsern sollte. Ganz langsam mit einer Mahlzeit kämen die Arzneien womöglich nicht mehr sicher durch die Säurezone, zerkleinert noch viel weniger.

PPIs haben die Behandlung der Refluxkrankheit revolutioniert – innerhalb von vier Wochen heilen 80 bis 95 Prozent der akuten Speiseröhrenentzündungen aus; das hätte man früher nicht für möglich gehalten. Seit 2009 sind Omeprazol und Pantoprazol wegen guter Wirksamkeit und Verträglichkeit in einer Dosierung von jeweils 20 Milligramm am Tag rezeptfrei erhältlich, in Packungsgrößen mit dem Bedarf für maximal 14 Tage (das sind maximal 14 Kapseln).

Das ist super, birgt aber auch Gefahren. Denn natürlich kontrolliert niemand, ob es bei den zwei Wochen Einnahmezeit bleibt. Jeder kann eine Schachtel nach der anderen kaufen (gern auch in wechselnden Apotheken oder online) und sich selbst auf Dauer therapieren, auch wenn das so nicht vorgesehen ist. Das tun auch genug Leute, denn unser Leben ist stressig, und das schlägt sehr vielen auf den Magen. Nur: Auf Dauer sind diese Arzneistoffe überhaupt nicht unproblematisch. Wenn der Magen nicht mehr so richtig sauer ist, kann er seine desinfizierende Funktion nicht länger erfüllen: Wir öffnen Erregern Tür und Tor. Auch die Aufnahme von Vitamin B_{12} funktioniert nur noch eingeschränkt, ebenso das Verdauen von Eiweiß, das normalerweise schon im Magen anfängt, eben weil Proteine im Sauren ihre Struktur verändern. Es wurde viel über das erhöhte Osteoporose- beziehungsweise Bruchrisiko unter PPIs gesprochen, das sich natürlich umso stärker bemerkbar macht, je mehr Menschen die Mittel nehmen beziehungsweise je unbekümmerter sie eingeworfen werden. Und sogar um mögliche Herzinfarkte ging es bereits. Man könnte sagen, die anfängliche Begeisterung ist einer gewissen Ernüchterung gewichen. Und auch wenn zuletzt eine wirklich große Studie herauskam, die die PPIs wieder in ein besseres Licht rückte, muss man hier einfach mal festhalten: Diese Arzneien werden oft allzu schnell allzu viel geschluckt, weil es so viel bequemer ist, als den Lebensstil zu verändern.

Warum es wirklich ganz, ganz wichtig ist, folgende Punkte zu beachten

Länger als 14 Tage sollte niemand auf eigene Faust an seinem Sodbrennen herumdoktern, schon gar nicht, wenn es in diesem Zeitraum schlimmer wird. Und wenn Schluckbeschwerden mit im Spiel sind, wenn man Blut erbricht oder im Stuhl sieht oder auch wenn man plötzlich abnimmt, bitte nicht länger warten, sondern direkt zum Arzt gehen. Das Gleiche gilt für Patienten mit Leber- oder Nierenproblemen sowie für alle, die jemals ein Magen- und/oder Zwölffingerdarmgeschwür hatten.

Ich weiß außerdem von Fällen, in denen die Schmerzen im Brustbereich für Sodbrennen gehalten wurden, tatsächlich steckte ein Herzinfarkt dahinter. Auch wenn Sodbrennen niemals Luftnot verursacht und meist sofort etwas besser wird, wenn man sich aufrichtet, besteht eine gewisse Verwechslungsgefahr. Plötzliche Schmerzen in der Brust sind immer ein Grund, zum Arzt zu gehen!

Und was kann man sonst noch tun
bei Magenbeschwerden?

Ich würde jedem mit Sodbrennen raten, mal zu überlegen, was er oder sie für Medikamente nimmt. Bestimmte Mittel wie Theophyllin (zur Vorbeugung von Asthmaanfällen), Nitropräparate (bei koronarer Herzkrankheit, also einer Verengung der das Herz versorgenden Blutgefäße), Kortison und seine Verwandten (Entzündungshemmer), Acetylsalicylsäure oder nicht steroidale Antirheumatika (*NSAR*, siehe »Mittel gegen Schmerzen und Fieber«) können Sodbrennen erleichtern beziehungsweise verstärken. Manchmal lässt sich auf ein anderes Mittel ausweichen.

Außerdem wichtig zu wissen: Es ist auch eine Frage des Drucks. Wenn der Bauch von unten drückt, hat man eher Sodbrennen, das wissen gerade Schwangere! Bei Übergewicht können schon zwei Kilo weniger den Unterschied machen. Sich bücken oder schwer heben erhöht den Druck im Bauchraum unmittelbar – solche Arbeiten beziehungsweise Bewegungen besser vermeiden. Mehrere kleine Mahlzeiten statt weniger großer nehmen ebenfalls Druck vom Schließmuskel zwischen Magen und Speiseröhre, genauso wie leicht Verdauliches, das schnell wieder Platz macht. Also nicht zu schwer essen, vor allem nicht abends. Scharfe Gewürze, Süßes, Geräuchertes, Schokolade, Zwiebeln, Hefeteig und Kaffee fördern Sodbrennen beziehungsweise reizen die Schleimhaut, davon besser weniger zu sich nehmen. Und immer gründlich kauen! Der geschluckte Speichel kann die Säure schon etwas abpuffern.

Übrigens gibt es eine 2017 veröffentlichte Studie aus den USA, in der eine überwiegend pflanzliche Ernährung (kaum Fleisch, ganz wenig Milchprodukte, viel Gemüse, Obst, Nüsse und Vollkornprodukte, dazu ausschließlich leicht basisches Wasser als Getränk) sogar mehr gebracht hat als die PPIs. Der Anteil der Studienteilnehmer, denen es mit der Behandlung beziehungsweise Ernährungsumstellung deutlich besserging (eine Reduktion von mindestens sechs Punkten auf dem Reflux Symptom Index, mit dem sich das Ausmaß der Erkrankung erfassen lässt), war unter den »Pflanzenfressern« mit 62,6 Prozent deutlich höher als bei denjengen, die täglich PPIs bekommen hatten (da waren es 54,1 Prozent).

Sehr sinnvoll ist auch, mit erhöhtem Oberkörper zu schlafen. Das erschwert der Magensäure das Aufsteigen rein physikalisch. Im Liegen hat sie es besonders leicht, darum ist ein Spaziergang nach dem Essen besser als ein Verdauungsschläfchen. Und wenn Sie sich hinlegen, gerade nachts, dann besser auf die linke Seite. Rechts ist der Mageneingang; wenn man sich auf diesen legt, ist das wie eine Einladung an den Mageninhalt, in die Speiseröhre zurückfließen. Außerdem wichtig zu wissen: Alkohol und Nikotin machen den Schließmuskel schwach, da gibt es nichts dran herumzudeuteln.

Magensäure entsteht auch stressbedingt. Sodbrennen ist darum ein typisches Beispiel für eine Beschwerde, der man mit Entspannungs- und Stressbewältigungstechniken wie Autogenem Training, Muskelrelaxation nach Jacobson oder Achtsamkeitsmeditation entgegenwirken kann. Im akuten Fall am besten ein paar Mandeln gründlich kauen und schlucken oder ein Glas verdünnte Milch in kleinen Schlucken trinken – beides kann den Angriff der Magensäure schwächen. Wenn weder das eine noch das andere zur Hand ist, bringt auch ein Glas Wasser etwas Linderung. Wer Heilerde dahat, kann darauf zurückgreifen.

Absolut in Vergessenheit geraten ist meiner Meinung nach der Leinsamen. Ich weiß von Patienten, die nur noch Leinsamen nehmen, nachdem sie jahrelang auf PPIs waren. Aber natürlich ist die Anwendung viel mühsamer. Man muss nämlich zwei bis drei Esslöffel geschroteten Leinsamen (wichtig, damit die *Schleimstoffe* rauskönnen) abends in einem viertel bis halben Liter Wasser einweichen, das Ganze dann morgens kurz aufkochen und durch ein Mulltuch geben. So erhält man einen sehr, sehr schleimigen Schleim, den man am besten in eine Thermoskanne füllt und schluckweise über den Tag hinweg trinkt. (Sie merken, die Anwendung ist ganz anders als bei Verstopfung.) Jeder, der PPIs nimmt, sollte das mal ausprobieren, finde ich. Schon erst recht, wenn er es ohne ärztliche Verordnung tut. Der Schleim legt sich wie ein Schutzschild über das strapazierte Gewebe, außerdem puffert er im Magen die Säure ab, sodass gar nicht mehr so viel da ist, um aufzusteigen. Sinnvoll ist auch die Kombination mit der entzündungshemmenden und krampflösend wirkenden Kamille, eventuell als Kamillentee zwischendurch.

Übrigens: Manchmal entsteht Sodbrennen auch durch ganz andere Magen-Darm-Probleme (siehe dyspeptische Beschwerden) und hat gar nichts mit zu viel, sondern eher mit Säure am falschen Platz zu tun. Das ist gerade dann der Fall, wenn es nach einem großen Essen zu den Beschwerden kommt und nicht regelmäßig nachts. Dann kann schon ein Tee helfen, siehe vorne.

Reizdarm und Reizmagen

Eigentlich sind Reizmagen und Reizdarm nichts für die Selbst medikation, logischerweise. Denn wer eine dieser Diagnosen erhalten hat, ist unter normalen Umständen in ärztlicher Behandlung. Schließlich sind Reizdarm oder Reizmagen das, was übrig bleibt, wenn für die quälenden Beschwerden im Bauchraum keine anderen Ursachen wie etwa Entzündungs- krankheiten oder Unverträglichkeiten gefunden werden.

Beide Beschwerdebilder lassen sich nicht an Laborwerten, Ultraschallbildern oder einer Darm- beziehungsweise Ma- genspiegelung ablesen. Die Unterschiede zu Menschen ohne Reizmagen oder -darm sind dennoch nachweisbar. Betroffe- ne nehmen beispielsweise chemische und mechanische Rei- ze schneller als unangenehm wahr, wie etwa die ganz norma- len Bewegungen der Magenwandmuskulatur während und nach der Nahrungsaufnahme. Über den Reizdarm weiß man inzwischen unter anderem auch, dass er sich stärker bewegt als ein gesunder Darm und dass das Nervennetz, das ihn um- gibt, um die Hälfte dichter ist. Die neueste Erkenntnis vom Sommer 2019: Es könnten ganz spezielle Allergien auf Le- bensmittel dahinterstecken, bei denen die allergische Reak- tion nicht sofort erfolgt, sondern erst nach Stunden, und zwar in der Darmwand. Darauf weist zumindest eine Studie der Universitäten Kiel und Mainz mit 108 Betroffenen hin, von denen 46 auf Weizen reagierten, 15 auf Hefe und sieben auf Milch.

Im Alltag sind Reizmagen und Reizdarm natürlich doch was für die Selbstmedikation. Denn man behandelt überwie- gend symptomatisch, beim Reizdarm also die Schmerzen, die Blähungen und das Völlegefühl, den Durchfall, die Verstopfung oder mal das eine, dann das andere. Beim Reizmagen geht es um einen Druck im Oberbauch (den berühmten Stein im Magen), allzu schnelles Sattsein und Sich-voll-Fühlen, um Appetitlosigkeit und Aufstoßen. Und häufig genug gehen beide Erkrankungen miteinander einher, sodass die Betroffenen mit all diesen nervigen Symptomen zu tun haben.

Gegen die einzelnen Beschwerden kommen oft rezeptfreie Mittel zum Einsatz. Also sind für die Betroffenen all die Arzneien interessant, die ich in diesem Kapitel beschrieben habe. Einschließlich der *Probiotika* – dass sie die typischen Beschwerden verringern, ist inzwischen eindeutig belegt. Sie werden auch in der offiziellen Leitlinie zum Reizdarm empfohlen. Allerdings muss man auch hier nach den Symptomen vorgehen, sagen die Autoren der Leitlinie. Die Keime Lactobazillus casei Shirota und E.coli Stamm Nissle 1917 zum Beispiel tun bei Verstopfung gut, um mal ein Beispiel zu nennen. Aber so richtig überzeugend ist die Datenlage noch nicht, einfach weil es so viele Keime und so viele Symptome gibt. Außerdem sind viele der lebenden Mikroorganismen nur in Kombipräparaten zu haben. Welche Mikroorganismen für Sie einen Versuch wert sein könnten, besprechen Sie am besten mit Ihrem Arzt. Aber nicht nur bezogen auf *Probiotika* gilt: Häufig findet man die richtige Therapie beim Reizdarm wirklich erst mit viel Geduld und Ausprobieren. Nicht außer Acht lassen sollte man Methoden wie Hypnose, Entspannungsverfahren oder Verhaltenstherapie. Und das Prinzip Hoffnung: In jedem zehnten Fall bildet sich das Reizdarmsyndrom von selbst zurück.

Po-Probleme: Hämorrhoiden und so

Aus meiner Zeit in der Apotheke weiß ich: Für die Person im weißen Kittel ist eine Hämorrhoide ein Zipperlein wie jedes andere auch. Aber für die Kunden ist sie das nicht. Mal abgesehen davon, dass so eine Hämorrhoide unfassbar schmerzhaft sein kann und das Jucken und Brennen wahnsinnig nervig, erfordert es ganz offensichtlich viel Überwindung zu sagen: »Ich brauch' was gegen Hämorrhoiden.« Da hilft auch der Diskretionsabstand wenig, irgendwer hört eigentlich immer mit. Und selbst wenn nicht, ist das Thema unangenehm. Darum vermute ich, wechselt niemals jemand das Medikament, wenn es ihn oder sie ein zweites Mal erwischt hat – man ist einfach zu dankbar, einen neutralen bis blumigen Produkt- oder Wirkstoffnamen nennen zu können, statt das peinliche H-Wort aussprechen zu müssen. In manchen Apotheken liegt aber auch ein laminiertes Kärtchen auf dem Tresen, mit dem Aufdruck: »Falls Sie ein Gespräch in unserer Beratungskabine wünschen, überreichen Sie mir bitte diese Karte.« Nicht in Ihrer Apotheke? Wenn Sie dieses Kapitel gelesen haben, wissen Sie erstens eine ganze Menge über Po-Probleme, zweitens, welche Behandlungsmöglichkeiten die Selbstmedikation hergibt, und drittens auch beim ersten Mal schon, wonach Sie fragen müssen, ohne dass jedem anderen sofort klar ist, was Sache ist.

Eigentlich müsste einem das H-Wort übrigens gar nicht peinlich sein, denn Hämorrhoiden hat jeder, zu jeder Zeit. Das Hämorrhoidalgewebe sitzt im Körper, ganz nah am Ausgang. Man kann es sich als eine Art Gewebekissen vorstellen, das schwellen kann. Es sorgt dafür, dass der Po richtig dicht ist – eine super Sache also. Problematisch wird es, wenn diese Schwellkörper sich vergrößern und dadurch Beschwerden verursachen. Dann spricht man von einer Hämorrhoidalerkrankung oder eben von Hämorrhoiden. Das kann sich ausschließlich innerlich abspielen und nur durch eventuelle Blutungen auffallen (Stadium eins). Größere Hämorrhoiden werden beim Stuhlgang nach außen gepresst und ziehen sich danach wieder zurück (Stadium zwei) – das fühlt sich merkwürdig an, außerdem kann es bluten, brennen, jucken. Spätestens ab Stadium drei wird es schmerzhaft und unappetitlich, denn hier lässt sich das Hämorrhoidalgewebe nur noch manuell zurückschieben. Bei Stadium vier ist auch das nicht mehr möglich. Die Folge sind Stuhlinkontinenz und ein permanentes Fremdkörpergefühl. Zudem kann das gereizte Gewebe mit einem Ekzem reagieren und nässen – ätzend! Wieso, weshalb, warum es dazu kommt, das weiß niemand ganz genau. Offenbar gibt es eine Veranlagung zur Hämorrhoide, die man hat oder eben nicht. Außerdem werden Verstopfung aber auch Durchfall, lange Sitzungen auf dem Klo mit viel Pressen, Stress, eine sitzende Tätigkeit sowie Übergewicht mit Hämorrhoiden in Zusammenhang gebracht. Und ganz klar ist: In der Schwangerschaft, meist im letzten Drittel, haben viele Frauen damit zu tun.

Was hier aber auch gleich gesagt werden muss: Längst nicht jeder, der wegen Hämorrhoiden in die Apotheke kommt, hat auch ein Hämorrhoidalleiden. Es gibt zahlreiche andere Gründe für Pojucken oder Schmerzen, etwa ein Analekzem oder auch eine Wurmerkrankung (ja, die bekommen nicht nur Kinder, die im Spielplatzsand wühlen und Händewaschen ablehnen!). Eine Analvenenthrombose macht fürchterliche Schmerzen, ganz plötzlich. Auch eine große Mariske (siehe unten) kann ein Fremdkörpergefühl hervorrufen. Als Laie lässt sich das schwer unterscheiden. Und wenn Blut im Stuhl oder in der Unterhose ist, würde ich sowieso immer zum Arzt gehen. Über hellrotes Blut erschrickt man sich mehr, weil es einem entgegenleuchtet. Beunruhigender ist aber das dunkle, bereits geronnene, das aus höheren Darmabschnitten kommt. Denn es könnte im schlechtesten Fall ein Hinweis auf Darmkrebs sein.

Und wenn es eine Hämorrhoide ist? Die Erkrankung kann fortschreiten, aus Stadium eins wird zwei, aus zwei drei usw., wenn man nicht behandelt. Es ist besser, frühzeitig eine Diagnose zu stellen, und das kann nur der Arzt. Selbstmedikation kommt nur für die Stadien eins und zwei infrage, und auch nur für zwei Wochen. In den Stadien drei und vier kommen die Mittel zwar auch zum Einsatz, aber dann eher begleitend zu einer Verödung beziehungsweise Operation. In Deutschland werden übrigens jährlich bis zu 50.000 Menschen wegen Hämorrhoiden operiert. Aber kaum jemand redet darüber.

Und was können rezeptfreie Salben, Zäpfchen und Sitzbäder? Gehen Sie besser nicht davon aus, dass sie die Hämorrhoide schrumpfen – dafür gibt es keine Evidenz, es ist also nicht bewiesen. Aber die folgenden Mittel können dafür sorgen, dass die damit verbundenen Ärgernisse weniger werden. Gehen Sie dabei nach den jeweiligen Beschwerden vor:

Wenn vor allem Juckreiz und Brennen das Problem sind

In diesem Fall würde ich immer erstmal ein Gerbstoffpräparat empfehlen. *Gerbstoffe* verändern die Eiweißteilchen auf der Haut- beziehungsweise Schleimhautoberfläche, sodass sich dort eine schützende Schicht bildet, die Koagulationsschicht. Dadurch wirken gerbstoffhaltige Mittel entzündungshemmend und blutungsstillend. Typische Vertreter sind Hamamelis (Zaubernuss, in Salben oder als *Sitzbad*) oder Eichenrinde (vor allem als *Sitzbad* mit einem *Fertigarzneimittel* beziehungsweise *Extrakt*). Es gibt aber auch synthetische *Gerbstoffe* (z. B. im Portionsbeutel für jeweils ein Sitzbad). Auch basisches Bismutgallat (Bismut ist ein Metall) zählt zu den *Gerbstoffen*. Es kommt vor allem in Salben zum Einsatz, etwa in Kombination mit Titandioxid. Das ist der Weißmacher aus Zahnpasten, der für sich schon sekretbindend und heilungsfördernd ist – allerdings nicht unumstritten, weil Titandioxid oft in sehr kleinen Teilchen (Nanopartikeln) zum Einsatz kommt, die man einatmen kann und an die sich verschiedenste Umweltpartikel binden. Ansonsten ist Kamille noch eine Idee – das ist zwar keine Gerbstoffdroge, aber dank der *ätherischen Öle* und *Flavonoide* darin der Klassiker in Sachen Entzündungshemmung. Entweder nimmt man 50 Gramm Kamillenblüten auf zehn Liter Wasser bzw. ein Konzentrat nach Packungsanleitung für ein *Sitzbad* … oder ganz einfach eine fertige Creme.

Wenn Schmerzen am meisten Kummer machen

Hier helfen **Lokalanästhetika.** Das sind die Mittel, die der Zahnarzt vor dem Bohren spritzt: Sie setzen das Schmerzempfinden in den Nervenzellen herab, darum lindern sie auch Jucken und Brennen. Früher war Benzocain sehr verbreitet, mittlerweile gilt Lidocain als das Mittel der Wahl, weil es das geringste allergene Potential hat. Andere Vertreter sind Quinisocain und das rezeptpflichtige Cinchocain. Lidocain zum Beispiel gibt es als Salbe, Zäpfchen oder Zäpfchen mit Mulleinlage.

Zäpfchen mit Mulleinlage? Schräge Darreichungsform, aber es ist so: Häufig genug spielt sich das Problem ja eben auch IM Körper ab, nicht nur außen. Ein normales Zäpfchen gleitet nach dem Einführen bis in den Mastdarm und damit für gewöhnlich vorbei am Geschehen. In sicherem Abstand zum Hämorrhoidalgewebe bringt der Wirkstoff aber nichts. Darum wurden Zäpfchen mit Mulleinlage erfunden, die die Arznei am richtigen Ort festhalten – leider fühlen sie sich aber komisch an. Eine Alternative sind Salben mit Applikator. Die sehen etwas furchteinflößend aus, und der Gedanke, sich gleich etwas »bis zum spürbaren Anschlag« (so heißt es dann in Fachartikeln) in den Po zu stecken, macht wohl auch nur die wenigsten von uns froh. Aber es funktioniert! Ein Tipp ist, den Applikator von außen mit Salbe zu beschmieren, so wird es etwas angenehmer. Und, ganz wichtig: Applikatoren mit mehreren seitlichen Öffnungen sollte man nach dem Einführen drehen, während man auf die Tube drückt, damit sich die Salbe optimal verteilt. Applikatoren mit nur einer Öffnung an der Spitze dagegen, während man drückt, langsam herausziehen, um den Salbenstrang optimal zu platzieren. Wer danach die Tube angeekelt in der Hand hält und sie einfach nur noch wegschmeißen will, kauft am besten Einwegprodukte in Minituben.

Und was ist mit Sitzbädern? Diese Art der Behandlung ist einigermaßen out, weil etwas aufwändig (und weil man sich tendenziell beknackt vorkommt, während man mit nacktem Po im *Sitzbad* sitzt). Und natürlich kann man auf diese Weise auch nichts im Körper platzieren. Ich kann sie bei Po-Problemen dennoch sehr empfehlen. Danach die Haut vorsichtig trockentupfen, eventuell sogar föhnen (auf der kältesten Stufe, ist ja klar). So angenehm trocken und sauber kann man sich mit einer Salbe zwischen den Pobacken gar nicht fühlen.

Eine super Sache sind **Sitzbadfolien**, die sich über die Toilettenbrille ziehen lassen (wer improvisieren muss, nimmt einen großen, stabilen Müllbeutel). Denn eine Sitzbadewanne aus Kunststoff oder ein Einsatz für die Toilette gehören sicherlich nicht zur Standardausstattung eines bundesdeutschen Haushalts. Wer öfter mit Hämorrhoiden zu tun hat, für den lohnt sich die Anschaffung aber, allein schon um Müll durch die Folien zu vermeiden. Ideal wäre natürlich ein Bidet. Dass diese Keramikteile in anderen Regionen Europas so verbreitet sind, hat womöglich nicht nur mit Sex zwischendurch zu tun.

Und was kann man sonst noch tun bei Hämorrhoiden?

Hier drei Tipps für Po-Geplagte:

Ganz wichtig: ausreichend trinken. Und sich genug bewegen, dazu reichlich Ballaststoffe, eventuell auch *Schleimstoffe* in Form von Floh- oder Leinsamen (siehe vorne im Kapitel). Das alles verkleinert natürlich die Hämorrhoide nicht, aber es verhindert Verstopfung. Und auf dem Klo nicht zu können, das wäre jetzt das Unangenehmste, was passieren kann. Denn dann ist die Versuchung groß zu pressen, und das sollte man auf keinen Fall. Am besten gar nichts erzwingen und den Stuhlgang auch nicht hinauszögern. Übrigens: Ich würde auch hier Flohsamenschalen bevorzugen, laut der aktuellen Leitlinie der Deutschen Gesellschaft für Koloproktologie zu Hämorrhoidalleiden ist für sie bewiesen, dass sie Blutungen reduzieren können.

Ein spezielles ringförmiges Sitzkissen kann wahnsinnig viel Erleichterung bringen, und zwar sofort. Einfach, weil es sich wieder sitzen lässt, ohne Druck auf das Krisengebiet. Ersatzweise tut es auch ein Nackenkissen, wie man es auf Reisen zum Schlafen im Sitzen um den Hals legt. Wer dann noch ein Coolpack in die Mitte legt, begünstigt das Abschwellen, oder zumindest fühlt es sich so an. Am besten eines aus dem Tiefkühler – das aber dann wirklich immer so platzieren, dass es nicht direkt mit der Haut in Berührung kommt.

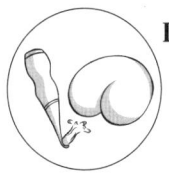 **Der Tipp schlechthin bei Po-Problemen ist die Po-Dusche.** Die Po-Dusche ist eine unfassbar simple, aber unschlagbar gute Idee. Schließlich wären Hämorrhoiden und Co. viel

besser auszuhalten, wenn man nicht immer noch das Hygiene-Thema hätte und mit dem Gefühl herumlaufen müsste, was am Po zu haben, das ins Klo gehört. Mal abgesehen davon, dass genau diese Stuhlreste das Gewebe ja weiter reizen. Bremsstreifen in der Wäsche gesteht man einem Fünfjährigen noch zu, aber als Erwachsener möchte man nichts damit zu tun haben. Mit Klopapier allein kommen Po-Geplagte für gewöhnlich nicht gut zurecht. Schon gar nicht, wenn sie rubbeln oder wieder und wieder wischen: Das setzt der ohnehin angegriffenen Haut beziehungsweise Schleimhaut zu und macht alles nur noch schlimmer. So können sich auch Marisken entzünden, an sich ganz harmlose Ausstülpungen der Haut rund um den After, die nur dann behandlungsbedürftig werden, wenn sie (Hygiene-)Probleme verursachen. Feuchtes Toilettenpapier ist eine Option, aber schlecht für die Umwelt (es gehört unter allen Umständen in den Mülleimer und NICHT ins Klo) und auch ansonsten nicht unproblematisch, weil die ramponierte Haut auf seine Inhaltsstoffe gereizt reagieren kann. Auch vom Ergebnis her ist es nicht vergleichbar mit einer Dusche. Und hier kommt die Po-Dusche ins Spiel, auch Hand-Bidet genannt. Sie ist eigentlich nur ein Stück Plastik beziehungsweise zwei Stück Plastik: Ein Behälter (um die 300 Milliliter Fassungsvermögen) aus weichem Kunststoff, den man mit lauwarmem Wasser füllt. Dann schraubt man den festen Spritzaufsatz darauf. Jetzt aufs Klo setzen und den Behälter in Richtung Wasserspiegel im Klo platzieren. Drücken … und schon läuft die Po-Dusche. Wichtig ist dann eigentlich nur noch das vorsichtige und sorgfältige Trockentupfen der Region.

Warum diese zwei Stücke Plastik bis zu 24,90 Euro kosten müssen, ist mir allerdings schleierhaft. Liebe Hersteller von

Hämorrhoiden-Salbe, könnt ihr so einen Centartikel nicht mal auf den Markt werfen? Bei den rezeptfreien Arzneimitteln sind Dreingaben ja erlaubt. Es fallen mir übrigens noch ein paar andere Leute ein, die sich darüber freuen würden, etwa Frauen, die von ihrer Regelblutung überrascht worden sind, oder Mütter kurz nach der Entbindung.

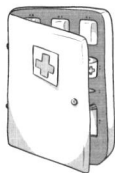

Aus dem Arzneischränkchen geplaudert

Wie lange man Tabletten nach Ablaufdatum nehmen kann

»Verwendbar bis« steht auf der Packung, und dahinter leider ein Datum von vor ein paar Monaten. Wirken diese Tabletten noch? Darf ich sie noch nehmen? Das ist gar nicht so leicht zu sagen. Wie man sich vorstellen kann, macht es nicht »Puff« am angegebenen Verfallsdatum, und der Wirkstoff fällt in sich zusammen. Vielmehr besagt das Datum, dass der Hersteller bis zu diesem Zeitpunkt für die Wirksamkeit, Qualität und Unbedenklichkeit haftet – und damit normalerweise einen Wirkstoffgehalt von mindestens 90 Prozent der angegebenen Milligrammzahl garantiert. Der Fachbegriff hier ist »Stabilität«. Wenn ein Medikament nach dem Verfallsdatum eine Nebenwirkung hervorruft, hat der pharmazeutische Unternehmer nichts mehr damit zu tun. Darum ist eines ganz klar: Nach dem aufgedruckten Datum darf ein Arzneimittel nicht mehr »in den Verkehr gebracht werden«, Apotheken und Krankenhäuser müssen solche Mittel entsorgen. Aber was heißt das Verfallsdatum für den Arzneischrank Zuhause?

Das kann man nur einschätzen, wenn man ein bisschen was über das Zustandekommen des Datums weiß. Es ist so: Der Hersteller muss belegen, dass zum genannten Zeitpunkt diese 90 Prozent Wirkstoffgehalt noch vorhanden sind. Dazu sind aufwändige Tests nötig. Jedes Mittel wird in seiner Originalverpackung eingelagert, und immer wieder guckt man: Wie viel Wirkstoff ist eigentlich noch drin, was hat sich verändert? Damit man nicht automatisch jahrelang warten muss, bevor ein Zulassungsantrag gestellt werden kann, gibt es Stresstests: Das Medikament wird unter höherem Druck, bei höherer Luftfeuchtigkeit und vor allem bei höheren Temperaturen im Klimaschrank eingelagert. Denn all das sind Faktoren, die den Zerfall eines Wirkstoffs beschleunigen.

Bei den allermeisten Tabletten liegt es nahe, davon auszugehen, dass auch ein paar Monate nach dem Verfallsdatum noch alles in Ordnung ist. Schon aus den 1980er Jahren stammen systematische Untersuchungen dazu aus den USA, denen zufolge die Stabilität bei den meisten Arzneimitteln selbst viele, viele Jahre später noch gegeben ist: Von etwa 100 Präparaten und über 1.000 Packungen verfügten erstaunliche 84 Prozent durchschnittlich fast fünf Jahre (57 Monate) nach Ablauf des Verfallsdatums noch über mindestens 90 Prozent des deklarierten Wertes. Eine Packung des Asthmamittels Theophyllin war selbst 30 Jahre später noch stabil. Dabei war ein Glücksfall für die Forschung, dass in einer Apotheke uralte ungeöffnete Mittel gefunden worden waren.

Aber kann man es wissen im konkreten Fall? Wie es in der Tablette in Ihrer Hand aussieht? Nein, das kann man natürlich nicht. Das ist ja gerade der Witz, dass man nur bis zum Verfallsdatum sicher sein kann. Und wenn Sie jetzt denken: Ach, dann ist es vielleicht etwas weniger Wirkstoff, was soll's, bei meinen 50 Kilo kriege ich sicher noch genug..., dann muss ich sagen: Auch die Stoffe, in die die Arzneien zerfallen, können problematisch sein. Das harntreibende Blutdruckmittel Hydrochlorothiazid zum Beispiel setzt beim Zerfall giftiges Formaldehyd frei. Das will man natürlich nicht. Darum kann man nur davon abraten, »überlagerte« Arzneimittel zu nehmen, egal wie groß das Umweltbewusstsein und damit das Unbehagen, intakt erscheinende Mittel einfach wegzuwerfen. Andererseits ist auch wahr: Berichte über ernste Zwischenfälle durch den Gebrauch überlagerter Arzneimittel gibt es nicht, sagen Experten. Dabei kommen sie vermutlich vollkommen unbemerkt massig zum Einsatz, indem nämlich längst nicht jeder so genau auf die Packung guckt, bevor er eine Kopfschmerztablette schluckt. Darum habe ich auch schon Medikamente genommen, die abgelaufen waren, aber ich gucke genau hin:

Tabletten, die überfällig sind, nehme ich gelegentlich noch. Allerdings niemals verschreibungspflichtige. Man braucht ja aus gutem Grund eine ärztliche Einschätzung dafür – daran ändert sich nichts, nur weil man zufällig von vor ein paar Jahren noch ein Mittel da hat. Weitere ganz klare Ausnahme: alles, was mir komisch vorkommt. Neulich hatte ich eine Flasche mit Aspirin-Tabletten aus den USA in Händen, aus der roch es schon nach Essig. Da ist vollkommen klar, dass der Wirkstoffgehalt nicht mehr derselbe sein kann. Denn für jedes Essigmolekül ist ein Wirkstoffmolekül zerfallen, der Zahn der Zeit zerlegt Acetylsalicylsäure in Salicyl- und Essigsäure. Auch wenn sich die Farbe verändert hat oder die Tablette ganz weich geworden ist: sofort weg damit! Meinen Kindern würde ich sowieso nichts Überlagertes geben.

Säfte, Cremes und alles, was Wasser enthält, würde ich tendenziell nicht mehr nehmen oder wirklich nur ganz kurz nach dem *Verfallsdatum*. Denn alles Feuchte zerfällt leichter und ist zudem anfälliger für Bakterien. Wenn die Mittel angebrochen sind: Erst recht in die Tonne damit (siehe unten)! Ausnahmen wiederum sind eventuell alkoholische Lösungen, die sind selbstkonservierend.

Einwegspritzen, Kompressen, Verbandmittel: Ja, auch solche Produkte haben oft ein *Verfallsdatum*. Es gibt den Zeitraum an, innerhalb dessen sie steril sind. Eine seit drei Jahren »abgelaufene« Spritze ist natürlich keinen Deut schlechter, wenn es darum geht, fünf Milliliter Hustensaft abzumessen. Wenn die Spritze aber wirklich dazu benutzt wird, eine Flüssigkeit ohne den Umweg über den Magen in meinen Körper zu verabreichen, würde ich das Datum natürlich immer einhalten wollen. Bei Verbandmaterial ist es genauso: Eine sterile Kompresse wird nach dem *Verfallsdatum* zur nicht-sterilen Kompresse. Und die tut es sehr oft auch.

Wo ich gar keinen Spaß verstehe, ist bei der Verbrauchsempfehlung. Augentropfen länger als vier bis sechs Wochen nehmen oder Nasensprays länger als ein paar Monate (die genauen Fristen stehen in der Packungsbeilage), nachdem man sie aufgemacht hat – das geht gar nicht; es sei denn, man hat es mit einem speziellen Dosiersystem zu tun, das Keime draußen hält. Antibiotikasäfte, die man selbst aus einem Granulat herstellt, sind sogar nur ein paar Wochen haltbar. Denn sobald ein Arzneimittel offen ist, kommen zu den unvermeidbaren Verfallsprozessen noch die Verkeimung und die Oxidation, also der Verfall durch die Reaktion mit Luftsauerstoff hinzu. Das Erste, was ich mache, wenn ich so ein Medikament öffne, ist darum, das Anbruchsdatum draufzuschreiben. Und im besten Fall auch das Ende der Verbrauchsfrist, dann muss ich später nicht mehr in die Packungsbeilage gucken. Bei individuell angefertigten Arzneien ist das von der Apotheke angegebene Verbrauchsdatum entscheidend. Es ist absolut erstaunlich, wie falsch man oft liegt mit dem Gedanken: Das habe ich doch gerade erst aus der Apotheke geholt. Sie können allenfalls etwas tricksen, indem Sie die angebrochene Flasche im Kühlschrank aufbewahren.

Und das ist dann auch der Tipp, den ich hier noch loswerden will: Heben Sie Ihre Arzneimittel nicht im Badezimmer auf. Denn es ist eine Art Klimaschrank, wärmer und feuchter als der Rest der Wohnung. Darum zerfallen dort auch gut verpackte Mittel schneller als etwa im Schlafzimmer. Das weiß jeder, der mal zuckerfreie Halstabletten länger im Bad aufbewahrt hat: Auch Blister lassen auf Dauer etwas Feuchtigkeit durch, die Lutschtabletten werden weich, wenn der Zuckerersatzstoff Feuchtigkeit anzieht. Und bei der kleinsten Beschädigung der Alufolie zerfließen sie regelrecht in ihrem Kunststofffach.

Aus meiner Sicht ist der Schlafzimmerschrank der ideale Ort für Medikamente. Kinder verirren sich selten hierher, die Temperatur ist niedrig, es ist dunkel. Auch Licht kann den Wirkstoffverfall beschleunigen. Allein deshalb sollte man Arzneimittel in ihrer Originalverpackung lassen, mitsamt Umkarton.

»Es brennt, es zieht, ich muss mal!« – Blasenentzündungen

Manche Frauen kennen Blasenentzündungen nicht. Die sind zu beneiden. Eine Blasenentzündung ist wahnsinnig nervig, weil sehr schmerzhaft. Und weil man jederzeit damit rechnen muss, SOFORT aufs Klo zu müssen (»imperativer Harndrang« nennen Ärzte das); es zieht und krampft im Unterleib und brennt beim Pinkeln, hinzu kommt manchmal Fieber.

Es gibt Frauen, die haben alle sechs Wochen damit zu tun und können kaum »Sex« denken, schon zieht es. (Ja, es ist wahr: Wer mehr Sex hat, hat auch häufiger Blasenentzündungen.) Das ist schlimm genug. Noch blöder ist aus meiner Sicht, dass Blasenentzündungen noch immer viel zu oft falsch behandelt werden. Sobald man nämlich eine Arztpraxis betritt und die typischen Symptome aufzählt, geht man mit viel zu großer Wahrscheinlichkeit mit einem Rezept für ein Antibiotikum raus. Klingt erstmal richtig, denn meist sind es Bakterien, die den Harnwegsinfekt verursachen. Nämlich E.coli-Bakterien, die eigentlich friedlich im Darm leben. Aber die Biester schaffen es allzu leicht in die Harnröhre und dann bis in die Blase, bei Frauen müssen sie dazu nur ein paar Zentimeter zurücklegen (was durch Sex erleichtert wird). Und da machen sie Ärger. Im Kampf gegen die Eindringlinge schwillt die Blasenwand an und entzündet sich. Schon isses passiert. Die folgenden vier Punkte sollten alle wissen, die betroffen sind. Der fünfte ist vor allem für Ältere wichtig.

1. Viele gehen von allein wieder weg

Die Spontanheilungsraten sind hoch, so die Leitlinie zur »akuten unkomplizierten Zystitis« der Deutschen Gesellschaften für Urologie und für Familienmedizin: Nach einer Woche liegen sie bei etwa 30 bis 50 Prozent. Das bedeutet: Wenn alle Betroffenen gleich ein Antibiotikum nehmen, schluckt rund ein Drittel bis die Hälfte ganz umsonst. Abwarten und (Blasen-)Tee trinken ist also durchaus erstmal eine Option. Viel trinken spült die Erreger aus.

2. Schmerztabletten helfen

Oft reichen Schmerzmittel, das ist inzwischen bewiesen. An der Uni Göttingen bekamen fast 500 Patientinnen entweder sofort das Antibiotikum Fosfomycin oder erstmal nur das Schmerzmittel **Ibuprofen**. Zwei Drittel der Frauen kamen mit den Schmerztabletten alleine gut klar und brauchten gar kein Antibiotikum, 70 Prozent waren nach einer Woche völlig beschwerdefrei. Denjenigen, die das Antibiotikum genommen hatten, ging es kaum schneller wieder gut; unter ihnen waren 82 Prozent nach einer Woche beschwerdefrei, und ich will nicht verschweigen, dass sie während der ersten Tage auch weniger Beschwerden hatten. Dennoch spricht dieses Studienergebnis aus meiner Sicht eindeutig dafür, es erstmal mit Wärmflasche und Schmerztabletten zu versuchen – aber man sollte aufpassen: wenn Blut im Urin ist, wenn die Schmerzen echt stark sind, wenn Fieber dazukommt oder ein Druck in der Nierengegend, ist immer ein Arztbesuch fällig. Und man sollte darauf gefasst sein, dass man mit einem Rezept für ein Antibiotikum nach Hause kommt.

3. Die Pflanzenwelt bietet sinnvolle Mittel

Es gibt auch pflanzliche Antibiotika (siehe Seite 74), etwa mit **Kapuzinerkresse und Meerrettich**. Diese enthalten Senföle, die es den Bakterien schwer machen, sich an die Blasenschleimhaut anzuheften. Und es gibt bewährte Heilpflanzen bei Blasenentzündung, dazu gleich mehr. Wenn pflanzliche Mittel nichts bringen, wenn die Beschwerden wiederkommen oder wenn die zuvor genannten Symptome auftreten, ist es an der Zeit, zu Arzt oder Ärztin zu gehen.

4. Cotrim ist von gestern

Nicht immer kommt man mit Schmerzmitteln und sanften Helfern zurecht. Und dann gilt: Wenn Antibiotikum, dann bitte nicht mehr **Cotrimoxazol** (Cotrim). Das war jahrzehntelang Standard – und wurde dabei leider allzu unkritisch eingesetzt. Mit dem Erfolg, dass jetzt rund 25 Prozent der E.coli-Bakterien resistent sind gegen das Substanzgemisch. Auch Gyrasehemmer (das sind all die Arzneistoffe, die auf »-floxacin« enden) schneiden nicht mehr gut ab in der Behandlung von Blasenentzündungen (und stehen wegen Nebenwirkungen auf die Muskulatur ohnehin schlecht da). Von Penicillin und Ampicillin ganz zu schweigen.

Die aktuelle Leitlinie zu unkomplizierten Harnwegsinfektionen, für die sich mehrere Fachgesellschaften zusammengetan haben, rät zu Fosfomycin, Nitrofurantoin, Nitroxolin, Pivmecillinam und Trimethoprim. Fosfomycin steht in dieser Aufzählung ganz vorne. Das ist aber nicht der Fall, weil es so irre praktisch ist – man muss es nur ein einziges Mal nehmen. Sondern weil es mit »F« anfängt – die Reihenfolge ist alphabetisch. Fosfomycin ist zuletzt deutlich mehr verordnet worden als zuvor... nun lässt das *BfArM* den Wirkstoff gerade in Hinblick auf Resistenzen neu bewerten. Nitrofurantoin ist ein altes Arzneimittel, das ein Stück weit in Vergessenheit geraten war und das unter anderem wegen seiner vergleichsweise guten Resistenzlage wiederentdeckt wurde. Zuletzt schnitt es (bei dreimal täglich 100 Milligramm, über fünf Tage) sogar besser ab als Fosfomycin (einmal 3000 Milligramm).

5. Die asymptomatische Blasenentzündung und warum man sie kennen sollte

Gerade bei älteren Frauen fehlen oft die typischen Symptome einer Blasenentzündung (Zystitis): Es zieht nicht, es brennt nicht ... Solche asymptomatischen Blasenentzündungen werden oft gar nicht, allenfalls zufällig beim Urin-Test im Rahmen des zweijährlichen Gesundheits-Checks beim Hausarzt erkannt (ja, es ist gut, ihn wahrzunehmen). Was den Betroffenen auffällt, ist aber womöglich eine Blasenschwäche. Ich weiß, wie viele Leute dieses Thema beschäftigt. Spätestens seit ich mal bei meiner Studienfreundin Susanne in deren Berliner Apotheke aushalf – und sie ein Schaufenster hatte, in dem vor allem Inkontinenz-Einlagen zu sehen waren. Mal abgesehen vom Thema Hämorrhoiden habe ich es nie wieder erlebt, dass so viele Kunden eine Schaufensterdekoration zum Anlass genommen haben, ein unangenehmes Thema anzusprechen. Und das waren nicht nur ältere Leute. Auch Schwangere waren darunter, denn die Kombination aus nachlassender Festigkeit des Gewebes und zu viel Druck auf die Blase führt oft zu ganz, ganz unangenehmen Situationen. Und auch nach der Entbindung können viele Frauen nicht husten, ohne dass ihr Slip nass wird.

Darum möchte ich hier ein paar Worte zur Harninkontinenz sagen, auch wenn es kein gutes Thema für die Selbstmedikation ist, um die es in diesem Buch ja schwerpunktmäßig geht. Meine erste Botschaft: Nehmen Sie KEINE Damenbinden, die sind selbst als Notlösung schlecht. Denn einfache Damenbinden bestehen aus Zellstoff, unterlegt mit einer Plastikschicht. Inkontinenzeinlagen, die ihren Namen verdienen, enthalten dagegen genau wie Windeln ein Granulat, das mit Flüssigkeit ein Gel bildet. Wer je die vollgepinkelte Nachtwindel eines dreijährigen Kindes in der Hand gehalten hat, weiß, wie erstaunlich viel Urin so ein Gel binden kann. Darum können Inkontinenzeinlagen auch so dünn und so trocken sein.

Die zweite Botschaft: Bitte zögern Sie nicht, Arzt oder Ärztin auf Ihr Problem anzusprechen. Für Frauen bietet sich im Rahmen der gynäkologischen Krebsvorsorgeuntersuchung eine gute Gelegenheit. Nicht selten spielt übrigens ein niedriger Östrogenspiegel eine Rolle. Man kann oft viel tun und viel erreichen bei Harninkontinenz, etwa mit gezieltem Beckenbodentraining. Eine nach Postleitzahlen sortierte Liste spezialisierter Therapeuten finden Sie auf www.ag-ggup.de, das ist die Seite der Arbeitsguppe »Gynäkologie Geburtshilfe Urologie Proktologie« im Deutschen Verband für Physiotherapie. Es gibt auch eine ganze Reihe von rezeptpflichtigen Medikamenten, die unter Umständen sinnvoll sind, aber eben erst nach ärztlicher Untersuchung.

Ich würde auf jeden Fall jeder und jedem, der immer wieder tagsüber die Unterhose wechseln muss, dazu raten, einen Test auf bakteriellen Befall zu machen, also auf eine asymptomatische Blasenentzündung, wie ich sie oben erwähnt habe. Das geht ganz unkompliziert mit Teststreifen, auf die man pinkelt und die man dann mit einem Testfeld vergleicht (beim Hausarzt, aber es gibt solche Urin-Sticks auch in der Apotheke). Ein Feld zeigt weiße Blutkörperchen an, die sind ein Hinweis auf eine Entzündung. Ein anderes zeigt Nitrit an, das lässt auf Bakterien schließen. So kann jeder einer symptomlosen Blasenentzündung auf die Spur kommen. Wird diese behandelt, wird auch häufig die Inkontinenz deutlich besser. Wer dazu kein Antibiotikum nehmen will, kann es erstmal mit einem pflanzlichen Antibiotikum (siehe oben) versuchen; empfehlenswert sind außerdem Bärentraubenblätter-Präparate, die speziell in der Blase antibakteriell wirken.

Was man sonst noch tun kann, auch zur Vorbeugung

Ein Arzneitee beziehungsweise Blasen-Nieren-Tee ist bei einer Blasenentzündung schon deshalb eine gute Idee, weil viel trinken hilft, die Erreger auszuschwemmen. Die aus meiner Sicht drei aussichtsreichsten Heilpflanzen speziell für die Blase kurz vorgestellt:

Bärentraubenblätter. Bärentraubenblätter (Uvae ursi folium) gehören zu den Harnwegsdesinfizienzien. Sie enthalten Hydrochinon-Glykoside, aus denen erst im Kontakt mit Bakterien in den ableitenden Harnwegen das bakteriostatische Hydrochinon freigesetzt wird. Ein sehr cleveres Prinzip! Ein bisschen vorsichtig sollte man aber sein: Hydrochinon ist potentiell erbgutschädigend, darum auf eigene Faust nicht länger als eine Woche und auch nur fünfmal im Jahr einnehmen.

Für einen Tee zehn bis zwölf Gramm (ein Teelöffel entspricht etwa drei Gramm) fein geschnittene getrocknete Bärentraubenblätter mit 900 Milliliter kaltem Wasser ansetzen, nach sechs bis zwölf Stunden abseihen, aufkochen und aus der Thermoskanne über den Tag verteilt tassenweise trinken. Das kalte Herauslösen der Inhaltsstoffe macht den Tee magenverträglicher. Es gibt aber auch zahlreiche Fertigpräparate – die wären mir lieber.

Goldrute. Goldrutenkraut (Solidaginis herba) gehört zu den *Aquaretika*. Das sind harntreibende Mittel, die nicht desinfizieren, sondern vor allem die Harnwege durchspülen. Es enthält unter anderem *Flavonoide*, *Saponine*, *Gerbstoffe* und *ätherisches Öl*. Gut ist die leicht krampflösende Wirkkomponente, und etwas entzündungshemmend beziehungsweise schmerzstillend ist es auch. Achtung, wer aquaretisch wirksame Pflanzen in Tablettenform zu sich nimmt, muss auch ausreichend trinken, mindestens zwei Liter am Tag.

Für einen Tee zwei Teelöffel fein geschnittenes getrocknetes Goldrutenkraut mit 150 Milliliter heißem Wasser aufgießen, zehn Minuten ziehen lassen, abseihen. Mehrmals täglich eine Tasse trinken.

Birkenblätter. Auch Birkenblätter (Betulae folium) gehören zu den harntreibenden Heilplanzen (weitere Vertreter, die oft in Blasen-Nieren-Teemischung stecken, sind etwa Orthosiphonblätter, Brennnesselkraut und -blätter oder Schachtelhalmkraut). Sie enthalten unter anderem *Flavonoide*, *Gerbstoffe* und *ätherisches Öl.*

Für einen Tee ein bis zwei Esslöffel mittelfein geschnittene, getrocknete Birkenblätter mit 150 Milliliter kochendem Wasser übergießen, zehn Minuten ziehen lassen, abseihen. Über den Tag verteilt mehrmals eine Tasse warm trinken.

So viel zu den Tees, aber ein Hinweis muss noch sein: Wenn Sie sich nämlich dazu entschlossen haben, ein Antibiotikum zu nehmen, sollten Sie die Blase nicht mehr gezielt durchspülen, damit das Mittel länger dort verweilen und wirken kann.

Und sonst? Ich würde es eventuell auch mal mit **Mannose** probieren. Keine Heilpflanze, aber ein natürliches Mittel, nämlich ein Zucker, der in vielen Pflanzen und auch im menschlichen Körper vorkommt und der seit kurzem intensiv gegen Blasenentzündung vermarktet wird. Die Idee dabei: Mannose verhindert, dass sich die E.coli-Bakterien an der Blasenschleimhaut überhaupt festsetzen können, sodass sie einfach ausgepinkelt werden. Die bisher vorliegenden Studien finde ich allerdings noch nicht ganz überzeugend. Interessant ist das Mittel dennoch, denn man kann Mannose auch vorbeugend nehmen. Sie ist darum eine Idee für Frauen, die wirklich oft mit Blasenentzündungen zu tun haben und sofort reagieren wollen, sobald es auch nur ganz leicht ziept.

Eine weitere Option dazu sind die harntreibenden Heilpflanzen, die ich gerade beschrieben habe, oder die Kombination aus **Liebstöckel, Rosmarin und Tausendgüldenkraut.** Alle drei wären mir jetzt nicht als Erstes eingefallen, aber es gibt sie zusammen in Dragées oder Tropfen (Canephron ist das Mittel, das ich kenne), die oft verlangt werden, auch um Harnwegsinfekte gerade noch abzubiegen beziehungsweise ihnen vorzubeugen. Von Cranberrys und Preiselbeeren darf man in diesem Zusammenhang wohl nicht zu viel erwarten: Einige kleinere Untersuchungen zeigen zwar eine gute vorbeugende Wirkung, eine große Übersichtsarbeit des renommierten Wissenschaftsnetzwerks *Cochrane Collaboration* kam 2012 jedoch zum gegenteiligen Ergebnis.

Es gibt auch die Möglichkeit, gezielt das Immunsystem zu stimulieren, um weniger Blaseninfekte zu bekommen – mit (rezeptpflichtigen) Kapseln, die mithilfe von **E.coli-Bestandteilen** für mehr Abwehrstoffe im Harn sorgen (hier kenne ich nur Uro-Vaxom, ganze E.coli-Bakterien sind nicht dasselbe). Wie wirksam diese Mittel wirklich sind, war lange umstritten, doch inzwischen spricht für mich vieles dafür, sie auszuprobieren.

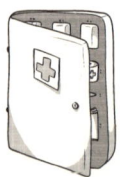

Aus dem Arzneischränkchen geplaudert

Warum Tees in der Apotheke so teuer sind

Manchmal glaubt man es nicht, was Apotheken für Preise aufrufen. Ich habe zum Beispiel mal unfassbare 9,60 Euro für ein ganz einfaches Deo bezahlt, nur weil ich nicht noch zur Drogerie wollte. Auch bei den Preisen für Tee bin ich immer wieder geschockt. 29 Cent für 20 Teebeutel Pfefferminztee beim Discounter, vier Euro in der Apotheke. Krass. Trotzdem spricht beim Tee einiges dafür, die vier Euro in die Hand zu nehmen. Denn, und das ist ein grooooßer Unterschied: Teebeutel aus der Apotheke enthalten Heilpflanzen in Arzneibuchqualität, also mit festgelegten Standards, was zum Beispiel den Wirkstoffgehalt angeht. Ganze Pfefferminzblätter müssen mindestens 1,2 Prozent ätherisches Pfefferminzöl enthalten, geschnittene Blätter 0,9 Prozent. Die Pflanzen werden also vor der Verarbeitung geprüft und gegebenenfalls so gemischt, dass der Mindestgehalt garantiert ist. Es darf auch nur die Mentha x piperita (die Pfefferminze) verwendet werden. Mentha arvensis (die Ackerminze) und andere Minzen sind nicht erlaubt. Und von der Pfefferminze wiederum nur die Blätter. Lebensmitteltees enthalten dagegen oft auch die billigen Stiele, in denen viel weniger ätherisches Öl steckt. In punkto Qualität und Wirksamkeit kann man Arzneitees mit denen aus dem Supermarkt also einfach nicht vergleichen.

Gut zu wissen: Einige bewährte Arzneitees (nach Standardzulassungen) gibt es auch im Drogeriemarkt, dort allerdings ebenfalls für deutlich mehr als 29 Cent.

Und was ist die ideale Art, einen Arzneitee zuzubereiten?

Für Teebeutel spricht, dass sie praktisch sind und jederzeit die richtige Dosis liefern.

Loser Arzneitee ist bei Heilkräutern mit *ätherischen Ölen* (wie Kamille, Fenchel oder Pfefferminze) besonders geeignet. Denn die begehrten Öle stecken unter anderem in den Drüsenhaaren – und die gehen beim Zerkleinern der Heilpflanzen für die Beutelabfüllung kaputt. Dann verdunstet das wohltuende Öl, bevor es im heißen Wasser ankommt. Nachteil: Loser Tee ist etwas mühsamer in der Anwendung.

Instanttee dagegen ist superpraktisch: einrühren und fertig – einfacher geht's nicht. Außerdem werden die Inhaltsstoffe der verarbeiteten Pflanzen nicht einfach mit heißem Wasser in Eigenregie (also in der Teetasse) aus der Pflanze extrahiert, sondern unter der Kontrolle eines pharmazeutischen Herstellers – meist mit einem Wasser-Alkohol-Gemisch, in dem sich viele Wirkstoffe besser lösen. Nachteil ist das oft zuckerhaltige Trägermaterial.

Gut zu wissen: Arzneitees, die *ätherische Öle* enthalten, sollten nicht in Kunststoffgefäßen aufbewahrt werden. Viele Materialien absorbieren die flüchtigen, also verdunstenden Verbindungen aus dem Luftraum, der über dem Vorrat entsteht. Auf diese Weise sinkt der Wirkstoffgehalt schnell. ✚

Kapitel 4
Die Haut – Geschnitten oder geschürft?

Das Wichtigste über Heilsalben, juckende Stellen und Fußpilz (und über Kortison).

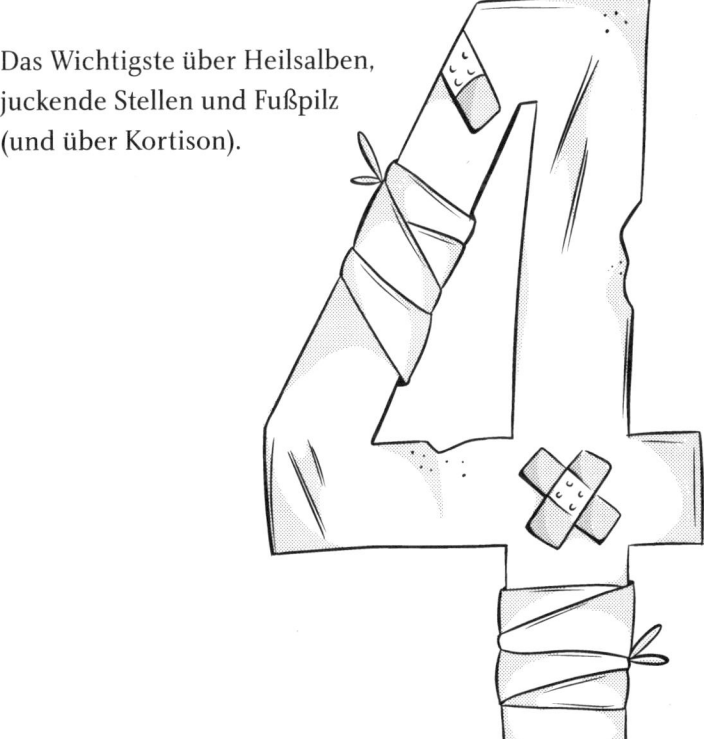

Die Haut, ein Apothekenthema

Die Haut ist unser größtes Organ und unsere Schnittstelle zur Außenwelt. Man kann der Haut ziemlich genau ansehen, wie es jemandem geht. Eine schlechte Nacht lässt sich an Augenringen ablesen, wenn einem übel ist, wird man blass, und dass jemand erkältet ist, lässt sich an der leicht geröteten, vom Schnäuzen strapazierten Haut nahe den Nasenlöchern erkennen. Aber es funktioniert auch umgekehrt: Man braucht nur einen relativ kleinen Pickel mitten im Gesicht, um sich relativ schlecht zu fühlen. Mal abgesehen davon, dass man diesen mit einiger Wahrscheinlichkeit nicht als klein, sondern als riesengroß wahrnimmt. Wenn also jemand mit einem Pflaster im Gesicht unterwegs ist, liegt die Vermutung nahe, dass es nicht gerade sein bester Tag ist.

Die Haut ist in Apotheken ein Riesenthema. Auch weil wir so lange auf einen Termin beim Hautarzt warten. Und wer versucht, einen zu bekommen, ist für gewöhnlich ja auch schon einige Zeit mit dem Ausschlag/dem Juckreiz/dem Fußpilz unterwegs. Zeit, in der man an vielen Apotheken vorbeikommt.

Oft ist den Betroffenen aber auch einfach nicht klar: Ist das zwingend eine Sache für den Hautarzt oder doch eher ein kosmetisches Problem? Trockene Haut zum Beispiel. Die ist wahnsinnig verbreitet, gerade im Winter. Rund ein Drittel der Erwachsenen hat trockene Haut, und sie scheint im Alter zuzunehmen, so zumindest bei den Studienteilnehmern einer deutsch-schweizerischen Untersuchung. Eine andere Erhebung in einem Altersheim fand trockene Haut sogar bei

99 Prozent der Bewohner. Dieses Problem ist zunächst im Bereich Kosmetik abgesiedelt, aber die Sache ist ja: Die Trockenheit kann Jucken und Brennen verursachen, und weil die Haut dann gern mal rissig ist, macht sie es Erregern vergleichsweise einfach, sie zu besiedeln. Entzündungen etwa an den Achselhöhlen können die Folge sein, Schuppenflechte und Neurodermitis. Trockene Haut ist also ein Problem, das schnell mal vom kosmetischen zum medizinischen wird. Dagegen kann man anpflegen. Auch unreine Haut würde man natürlich erstmal kosmetisch behandeln – in der Hoffnung zu verhindern, dass es überhaupt irgendwann Medikamente braucht. Das Apothekensortiment für die Haut ist darum riesig; es gibt unzählige Tuben und Tiegel, Arzneimittel, *Medizinprodukte*, Kosmetika. Der Markt ist schlichtweg nicht zu überblicken.

In meinen Augen gibt es aber ein paar Wirkstoffe, die so vielseitig und effektiv sind, dass ich sie hier vorstellen möchte. Wer diese vier auf dem Zettel hat, kommt schon ziemlich weit. Im Anschluss sage ich noch gesondert etwas zu Herpes, Entzündungen im Mund und zu Fuß- sowie Nagelpilz.

Meine vier Lieblinge

1. Urea – der effektive Feuchtigkeitsspender, der noch mehr kann. Wenn Apotheker über Urea reden, sagen sie Harnstoff. Und dabei denken sie nicht an Pipi (ja, im Harn wurde die Substanz erstmals gefunden). Sondern an einen ausgezeichneten, unkomplizierten und dabei sehr preiswerten Feuchtigkeitsspender. In höheren Konzentrationen wirkt Harnstoff keratolytisch, das heißt, er vermag die äußersten

Zellen der Haut aufzulösen, die Hornzellen. In dieser Kombination ist er ziemlich unschlagbar bei trockenen, schuppenden, rissigen und juckenden Hautzuständen und hat es sogar auf die Liste der unentbehrlichen Arzneimittel der Weltgesundheitsorganisation WHO geschafft.

Harnstoff ist eine Substanz, die Wasser anzieht. Sie bildet damit Einschlussverbindungen und gibt es höchst ungern wieder her. Ein Feuchthaltemittel also, das in der äußersten Hautschicht auch natürlicherweise vorkommt – in älterer Haut aber leider oft weniger, als wir das gerne hätten. Und in kranker Haut fehlt Urea erst recht, etwa bei Neurodermitis oder Psoriasis (Schuppenflechte). Darum knittert neurodermitische Haut, manchmal schuppt sie oder erscheint gerötet. Und auch Juckreiz hat sehr oft einfach mit Feuchtigkeitsmangel beziehungsweise zu wenigen Feuchtigkeitsbindern zu tun.

Im Winter, wenn trockene Heizungsluft der Haut Wasser entzieht, kann selbst junge und gesunde Haut ein paar extra Wasserbinder sehr gut brauchen. Und hier kommt Harnstoff zu seinem großen Auftritt: als Lotion mit zwei, drei Prozent Urea oder als Creme in fünf- bis zehnprozentiger Konzentration. Solche Cremes können den Wasserverlust der Haut (den TEWL oder transepidermalen Wasserverlust) nachweislich verringern, und die Hautoberfläche erscheint leicht geglättet und entspannt ... Genau, was man will. Etwa ab einer zehnprozentigen Konzentration haben Harnstoff-Zubereitungen auch einen juckreizstillenden Effekt und helfen, Hautschuppen abzulösen. Darum sind sie so geeignet für die Pflege neurodermitischer Haut oder von Reibeisen-Haut, der eine Verhornungsstörung zugrunde liegt. Handcremes enthalten ebenfalls um die fünf bis zehn, Fußcremes meist zehn bis 20 Prozent Harnstoff: eine ideale Konzentration, um Hornhaut geschmeidiger zu machen und Rissen in den Fersen vorzubeugen. In Dosierungen von 40 Prozent und darüber kann Harnstoff sogar dicke Zehennägel auflösen, zumindest, wenn sie von Nagelpilz befallen sind, was man sich bei der Behandlung zunutze macht (siehe unten). Und das Beste an diesem Multitalent: Weil Harnstoff auch im Körper vorkommt, ist sein allergenes sowie Nebenwirkungs-Potenzial winzig.

So, genug lobgehudelt. Nur eines vielleicht noch: Harnstoff – fast immer unter dem lateinischen Namen Urea, der klingt einfach besser – gibt es ganz günstig; er steckt zum Beispiel in den Bodylotions einiger Discounter und den Eigenmarken vieler Drogeriemärkte. Aber er ist auch ein Feuchtigkeitsspender (Moisturizer) in teurer Kosmetik. Kinder unter fünf Jahren sollten nicht mit Harnstoff cremen, er könnte ihre zarte Haut reizen. Die dicke Haut an meinen Fersen dagegen bekommt fast jeden Tag ihren Harnstoff, sonst reißt sie auf. Und auch das muss gesagt werden: Wer nach erster Besserung aufhört zu cremen, der geht zurück auf Los. Bitte dranbleiben. Außer, Sie haben sich mal geschürft oder so. Dann ist Pause. Denn auf verletzter Haut kann Harnstoff sehr unangenehm zwiebeln.

Trockene Haut richtig pflegen

Was ist eigentlich wichtiger für trockene Haut – Fett oder Feuchtigkeit? Die Antwort ist, dass das eine ohne das andere nichts bringt. Zwar geht es bei der Pflege trockener Haut immer darum, Feuchtigkeit hineinzuschleusen, und zwar in Form von Feuchtigkeitsbindern wie eben Harnstoff, Glycerol oder Hyaluronsäure, die Wasser vor Ort festhalten können. Doch das besondere Kennzeichen trockener Haut ist, dass ihr Hydrolipidfilm rissig ist. Diese hauchdünne Schicht aus körpereigenem Fett liegt natürlicherweise auf der Haut und verhindert, dass Wasser verdunsten kann. Das Patentrezept ist also: möglichst intensiv Feuchtigkeit in die Haut schleusen – und mit etwas Fett (Lipiden) dafür sorgen, dass diese möglichst lange dort verbleibt. Je trockener die Haut, desto lipidhaltiger sollte die Hautpflege sein, so heißt es im neuen Positionspapier führender Dermatologen zur Diagnostik und Behandlung trockener Haut. Am besten eignet sich dafür eine Wasser-in-Öl-Emulsion, in der winzige Wassertröpfchen in einer öligen Grundlage fein verteilt sind. Denn sie bringt mehr Fett mit als eine Öl-in-Wasser-Zubereitung. Welche Wirkstoffe in diesen Cremes und Lotions verarbeitet sein sollten, hängt davon ab, was die größten Probleme sind: Urea, wenn die Haut vor allem schuppig ist, Urea und/oder Dexpanthenol, wenn sie rissig ist. Bei Rötungen nennen die Dermatologen Licochalcone A, das die Ausschüttung bestimmter Entzündungsvermittler in Hautzellen hemmt, bei Juckreiz das schwach lokalanästhetisch wirksame Polidocanol. Die Autoren des Papiers finden Urea klasse und bescheinigen der Substanz die »mit Abstand beste Evidenz bei der Xerosis cutis« (das ist die trockene Haut). Auch hier findet sich der Hinweis, dass die Wirksamkeit in Kombination mit Lipiden (in diesem Fall ist die Rede von Ceramiden: Lipide, die natürlicherweise in der Haut vorkommen) noch gesteigert werden kann.

Bei trockener Haut ist leider nicht einfach nur die Ästhetik das Problem. Sie ist weniger robust, wenn man sich mal schürft, und die winzigen Risse sind eine Einladung an Erreger, sich festzusetzen. Wenn es bei Ihnen also staubt, sobald Sie Ihr T-Shirt ausziehen und dann die Nachttischlampe einschalten, gibt es kein Vertun mehr: Sie sollten wirklich jeden Morgen und jeden Abend cremen. Und das ein paar Wochen lang, denn die Haut verändert sich nun mal nicht von heute auf morgen.

Was ich jedem mit trockener Haut zudem raten möchte: Lassen Sie möglichst wenig Wasser an Ihren Körper. Denn es kann die kostbaren Feuchtigkeitsbinder aus der Haut herausspülen, insbesondere in Kombination mit Seife, die den Hydrolipidfilm abwäscht – genau wie Spüli die Salatsoße vom Teller. Duschen Sie am besten möglichst selten und möglichst kurz, außerdem möglichst kühl, denn je heißer das Wasser, desto besser kann es Fett lösen. Und verzichten Sie auf Gesichtswasser mit Alkohol, auch er setzt dem Hydrolipidfilm gewaltig zu.

2. Dexpanthenol – der Hautheiler im Dauereinsatz. Meine Tante Helmy ist in den 1970er Jahren nach Kalifornien ausgewandert. Wann immer sie in Deutschland ist, kauft sie sich eine grooooße Tube Bepanthen. »Die schmiere ich auf alles«, sagt Helmy. Wenn es brennt, wenn es juckt, wenn die Haut einfach ein bisschen schuppig ist, sich gereizt anfühlt oder die Lippen trocken sind, und natürlich bei Kratzern, Schnitt- und Schürfwunden: Drauf damit! Dann heilt es schneller und ohne Narben, sagt sie.

Und es stimmt: Das Dexpanthenol in Bepanthen unterstützt nachgewiesenerweise die Wundheilung. Es erleichtert die Reepithelisierung, also die Neubildung von Hautzellen. Das zeigt sich bei Vergleichsstudien mit einem Hautmodell, dem per Laser Wunden zugefügt wurden: Diese schließen sich schneller unter dem Einfluss des Wirkstoffs. Wie das konkret funktioniert, ist auch schon ansatzweise untersucht. Die Zelle bildet mehr von bestimmten Enzymen und Botenstoffen, weniger von anderen, wie etwa Psoriasin, einem Protein, dessen Spiegel bei Wundheilungsstörungen erhöht ist.

Dexpanthenol steckt in unzähligen Salben, Cremes, Lotions, Lippenpflegestiften und Nasensprays vieler Marken. Und natürlich gibt es Dexpanthenol-Salben auch in Kalifornien! Aber ist jetzt Dexpanthenol beziehungsweise Bepanthen die Antwort auf alle Fragen? Nein, natürlich nicht. Zum einen gibt es bei trockener Haut bessere Feuchtigkeitsspender, siehe oben. Zum anderen kann auch mal ein Pilz für das Jucken oder die Reizung verantwortlich sein – dagegen ist Dexpanthenol machtlos. Hier braucht man ein Mittel gegen Pilze, das am besten der Hautarzt verordnet. Und bei Schürfwunden gilt: Bevor die Haut heilen kann, sollte sie gereinigt und desinfiziert werden. Dann macht eine antiseptische Creme oder Lösung mit Wirkstoffen wie Octenidin und Polyhexanid oder Povidon-Iod Sinn (und vorher mit Wasser abspülen). Auch gereizte Haut braucht eher etwas, das sie beruhigt, als eine Heilsalbe. Ideal finde ich hier *Gerbstoffe*, synthetische oder die aus der Zaubernuss oder der Eichenrinde. Denn die ziehen die alleroberste Hautschicht etwas zusammen, wodurch sie beruhigend, entzündungshemmend und zusätzlich heilungsfördernd wirken. Auch Heilerde beruhigt die Haut, und wenn das alles nichts bringt, kann Kortison sinnvoll sein (siehe unten). »Eine für alles« gilt also nur mit Einschränkung, selbst bei Bepanthen.

3. Heilerde – das Super-Pulver mit Anziehungskraft. Heilerde kam erst ganz spät in mein Leben, nämlich mit meinem Sohn. Der hatte als Baby eine Entzündung am großen Zeh, eine Rötung am Nagelbett. Was tun? So einem frisch geschlüpften Menschlein möchte man ja möglichst noch kein Arzneimittel zumuten. Die Hebamme empfahl Heilerde. Und seitdem schwöre ich darauf – gerade bei Hautproblemen, aber auch innerlich kann das Pulver nützlich sein.

Heilerde (auch Ton- oder Lavaerde genannt) hat übrigens gar nichts mit Erde zu tun, sondern ist im Prinzip Steinstaub, der in der Eiszeit seinen Ursprung hat. Darum ist sie auch nicht voller Mikroorganismen, wie die Erde aus dem Garten. Und selbst wenn sich mal ein paar dort hineinverirren, kann man davon ausgehen, dass sie es schwer haben. Denn das ist die eine, die wichtigste, die entscheidende Eigenschaft von Heilerde: Ihre Oberfläche ist im Verhältnis zum Volumen gigantisch. Ein Teelöffel Heilerde soll 100 Quadratmeter Fläche haben. Durch diese Struktur hat Heilerde beeindruckende Kapillarkräfte: Sie wirkt wie ein Löschblatt auf Flüssiges und Feuchtes. Verunreinigungen aller Art sind darum schnell eingetrocknet. Das ist auch der Grund, warum Heilerde praktisch nicht verdirbt – und warum sie so viel kann: Auch

Wundsekret und Hautfett erliegen dem Sog der Heilerde, plus die darin befindlichen Erreger. Heilerde ist sogar zum Haarewaschen geeignet. Einfach mit Wasser anrühren, auf den Kopf auftragen, ausspülen. Eine etwas zähere Mischung kann man auch auf einzelne Pickel und sonstige Entzündungen tupfen und fest werden lassen. Denn – und das gefällt mir am besten an Heilerde – sie hat einen hautberuhigenden und entzündungshemmenden Effekt, sogar Rosazea und Couperose erscheinen blasser nach einer Heilerde-Packung. Dabei spielt sicher auch die Zusammensetzung des Steinstaubs eine Rolle. Denn obwohl Heilerde alles an sich zieht, wandern offenbar auch Teilchen in die andere Richtung; man geht davon aus, dass Heilerde Mineralstoff-Ionen an die Haut abgibt. Das könnte die feuchtigkeitsspendende Wirkung erklären, die Heilerde ebenfalls mitbringt.

Ich laufe gern mal mit beigem Heilerde-Punkt durch die Wohnung, wenn mich ein Pickel nervt, und habe auch schon dem einen oder anderen Paketboten mit so einer Verzierung im Gesicht die Tür aufgemacht. Alternative sind die neuen Hydrokolloid-Akne-Patches – hauchdünne Pflaster, die im Prinzip genauso funktionieren wie die Herpes-Patches (siehe weiter hinten in diesem Kapitel). Diese Pflaster nehmen in ihrer Gelschicht Hautfett und Sekret auf und machen Unreinheiten über Nacht flacher; in diesem Punkt kann man sie mit Heilerde vergleichen. Außerdem erleichtern sie die Wundheilung. Und sie sind echt dezent, also bei einem Pickel-Super-GAU eventuell auch was für draußen.

4. Kortison – der Tausendsassa gegen Entzündungen, Ekzeme, Sonnenbrand und Juckreiz. Mitte der 1990er Jahre waren meine Freundin Sandra und ich Pharmaziepraktikantinnen in Berlin. Das Studium lag gerade hinter uns, und selbst wenn man uns aus dem Tiefschlaf geweckt hätte: Die Strukturformel von Kortison hätten wir in Sekunden aufzeichnen können. Wenn Sandra mal was aus der Apotheke brauchte, während sie frei hatte, machte sie sich diesen Spaß: Was immer der Apotheker ihr über den Tresen reichte – abschwellendes Nasenspray, Pflaster oder eine Wund- und Heilsalbe –, fragte Sandra mit schriller Stimme und weit aufgerissenen Augen: »Ist da Kortison drin?«

Natürlich konnte sie sich diese Frage selbst beantworten, aber die Genervtheit und Verzweiflung ihres Gegenübers haben sie amüsiert. Genervtheit, weil Kortison aus Pharmazeutensicht zu Unrecht so umstritten ist; schließlich ist es ein hochpotenter Arzneistoff (genau genommen handelt es sich um eine ganze Arzneistofffamilie, die man Glukokortikoide nennt), der schon ungezählte Leben gerettet hat und gerade Allergikern den Alltag massiv erleichtert – mit dem aber eben auch zu leichtfertig umgegangen wird. Verzweiflung, weil Kortison ein Arzneistoff ist, der das normale Beratungsgespräch fast immer sprengt. Das gilt auch für die Selbstmedikation, wo Kortison schon vor Jahren angekommen ist – zumindest zur lokalen Anwendung.

Und das ist das entscheidende Stichwort: Eine Salbe oder Lotion mit Kortison ist was ganz anderes, als wenn man das Mittel per Tablette oder Spritze bekommt. Als Creme, Lotion oder Spray angewendet gelangt im Normalfall nur ganz wenig davon in die Blutbahn. So wenig, dass man sicher ist vor den gefürchteten Nebenwirkungen höherdosierter Tabletten oder Infusionen. Da drohen dann nämlich auf Dauer Infektionen, Muskelschwäche, Osteoporose, Gewichtszunahme (vor allem am Bauch) und das berühmte Mondgesicht, um nur einige zu nennen. Die lange Liste hat damit zu tun, dass alle Glukokortikoide dem körpereigenen Stresshormon Cortisol nachempfunden sind, das in der Nebennierenrinde gebildet wird. Dieses Hormon fährt das Immunsystem herunter und unterdrückt so sehr effektiv Entzündungen aller Art. Es hat aber noch viele weitere wichtige Aufgaben und Wirkorte im Körper, und genau dort machen sich dann die Nebenwirkungen bemerkbar.

Und welche Kortisonpräparate gibt es ohne Rezept? Neben Nasensprays für Heuschnupfengeplagte sind das Cremes und Hautsprays mit dem Wirkstoff Hydrokortison – das ist eines der schwächer wirksamen Kortikoide. Rezeptfrei sind diese Produkte aber nur mit maximal 0,5 Gramm Hydrokortison pro 100 Gramm Zubereitung, und man darf auch nur bis zu 30 Gramm davon ohne Rezept verkaufen (bei 0,25-prozentigen Präparaten bis zu 50 Gramm). Das Ganze ist zur äußerlichen und kurzzeitigen Anwendung von bis zu maximal zwei Wochen gedacht, bei »mäßig ausgeprägten entzündlichen, allergischen oder juckenden Hauterkrankungen«, also etwa bei Sonnenbrand oder einem Ekzem. Voraussetzung für die Abgabe ohne Rezept ist zudem, dass nicht nur auf der Tube oder Flasche, sondern auch auf dem Umkarton steht: nur für Erwachsene und Kinder ab dem vollendeten sechsten Lebensjahr.

Auch hier ist wieder sehr genau geregelt, was dem Verbraucher überlassen beziehungsweise zugemutet werden kann. Wer nach 14 Tagen noch Probleme hat, sollte darum keinesfalls fröhlich weitercremen, sondern wirklich zum Hautarzt gehen. Auch weil es ungleich stärkere (verschreibungspflichtige) Kortikoide gibt. Doch wer nicht aufgepasst und sich im Urlaub einen Sonnenbrand eingefangen hat, braucht beim Cremen mit Kortison kein schlechtes Gewissen zu haben. Und keine Angst vor Hautatrophie. Denn zu dem gefürchteten Dünnerwerden der Haut durch Kortison-Cremes kommt es normalerweise erst, wenn man sie hochdosiert und längerfristig anwendet. Freuen Sie sich einfach, dass wir heute den Schmerz so effektiv ohne Rezept behandeln können.

Mein Fahrplan gegen Sonnenbrand

Eigentlich wissen wir es alle besser. Trotzdem kann es passieren, dass man sich einen Sonnenbrand einfängt, oder schlimmer noch: die eigenen Kinder ... Peinlich! Aber auf dem Tretboot oder im Kajak kann man der Sonne nun mal nicht entkommen, selbst mit Tempo 50. Darum am besten nicht lange herumeiern, wenn es passiert ist, denn es lässt sich ja was dagegen tun. Hier ist mein Fahrplan bei verdächtig rosafarbener Haut:

Erste Hilfe – After-Sun-Lotion. After-Sun-Lotions sind leichte Öl-in-Wasser-Lotionen oder Gele mit viel Feuchtigkeit und hautpflegenden Wirkstoffen wie Dexpanthenol, die die Haut kühlen und etwas beruhigen. Das Gel aus Aloe Vera-Blättern verdient hier besondere Erwähnung als erstklassiger natürlicher Feuchtigkeitsspender, der sehr gut kühlt. After-Sun-Produkte immer wieder großflächig auf den betroffenen Stellen verteilen. Im Kühlschrank aufbewahrt hält es nicht nur länger, sondern erfrischt auch noch mehr.

Wer kein solches Produkt zur Hand hat, kann auch ein Geschirrhandtuch oder T-Shirt in Wasser tauchen, kurz auswringen und dann auflegen. Da fehlt zwar die Pflege, aber das Kühlen ist wichtig.

Zweite Runde – Schwarztee, Quark und Joghurt. Wenn die Haut dann immer noch rosa ist, sind die sanften Mittel dran. Mein Favorit sind Schwarztee-Reste vom Frühstück, großflächig aufgetragen. Die *Gerbstoffe* darin ziehen die oberste Hautschicht ein klein wenig zusammen, was entzündungslindernd und damit heilungsfördernd wirkt. Für besonders exponierte Bereiche, die immer viel Sonne aushalten müssen, kann man die benutzen Teebeutel morgens in den Kühlschrank legen und nach dem Badetag auf die strapazierten Stellen (Wangen, Nasenrücken) drücken. Alternative zum Tee ist Quark, er kühlt und lindert die Entzündung u. a. mit Kasein, schmiert allerdings ziemlich. Um zu vermeiden, dass es beim Abnehmen ziept, sollte man das Milchprodukt einen halben Zentimeter dick auf eine Kompresse oder auf ein möglichst dünnes Tuch streichen und dieses so falten, dass zwischen Quark und Haut eine Stoffschicht liegt. Fast genauso gut finde ich Joghurt, aber weil der dünnflüssiger ist, macht er eine noch größere Sauerei (außer Sie verwenden griechischen Joghurt, der ist fester).

Last Exit bei Sonnenbrand: Kortison, dann Schmerztablette. Hilft alles nix? Dann wäre ich schon so entnervt, dass ich Kortison nehmen würde. Und zwar eine von den rezeptfreien Zubereitungen (Creme, Lotion oder Spray) mit maximal 0,5 Prozent Hydrokortison. Damit habe ich gute Erfahrungen gemacht. Wenn es ganz unangenehm ist und richtig wehtut, würde ich zur Tablette greifen, mit bis zu 400 Milligramm Ibuprofen. Die wirkt gegen Schmerzen und drosselt die Entzündung. Das würde ich auch denjenigen raten, die auf dem Liegestuhl nur mal kurz dösen wollten, aber dann drei Stunden fest geschlafen haben. Dann am besten die Tablette schon nehmen, bevor der Sonnenbrand voll da ist.

Mitten im Gesicht – Herpes

Ich bin mir eigentlich sicher, dass ich Herpes habe. Wenn 90 Prozent der Bevölkerung mit dem Herpes-simplex-Virus 1 (HSV1) infiziert sind, wie das Bundesforschungsministerium schreibt, bin ich es ganz bestimmt. Denn mein Mann hat immer wieder mit Lippenbläschen zu tun. Ich dagegen noch nie. Trotzdem muss ich wohl davon ausgehen, dass die Viren auch in meinen Nerven sitzen. Das HS-Virus 1, Hauptverursacher von Lippenherpes, bevorzugt dabei die Nervenknoten der Gesichtsnerven, die Trigeminal-Ganglien, als Aufenthaltsort. Von dort aus ist das Virus schnell in der Lippe, um für reichlich Ärger zu sorgen. Aber bei manchen bleibt es auch einfach da und verhält sich ein Leben lang zahm und unauffällig. Ob es sich ganz brav oder wie eine offene Hose benimmt, dafür gibt es wohl auch eine erbliche Vorbelastung, wie für so vieles andere auch.

Die Auslöser

Wenn man zu denjenigen gehört, die ein wildes Virus beherbergen, kennt man alsbald die Auslöser, die das Biest aufwecken. Eine Erkältung, ein Sonnenbad, ein Ekelgefühl reichen. Oder auch Stress, vor allem emotionaler, Erschöpfung, Fieber, eine Klimaveränderung oder einfach nur die Regelblutung mit ihren hormonellen Veränderungen. Der typische Verlauf sieht so aus: erst Prickeln oder Kribbeln oder einfach ein mieses Gefühl in der Lippe. Am nächsten Tag bilden sich Bläschen, die sich zügig mit Flüssigkeit füllen. Nach ein paar Tagen platzen sie auf. Die zurückbleibende Wunde ist sehr empfindlich, sie verkrustet und heilt nach einigen Tagen ab.

Das hilft gegen Herpes

Liebe Herpespatienten, ihr habt mein volles Mitgefühl! Ich weiß ja selbst, wie einem schon ein Pickel den Tag versauen kann, vor allem wenn er gut sichtbar etwa auf der Nase sprießt. Wie muss dann ein Herpes sein, der IMMER mitten im Gesicht und größer ist, sich viel schlechter abdecken lässt und auch dann wehtut, wenn man ihn vollkommen in Ruhe lässt? Gerade der Bereich um die Lippen ist ja wahnsinnig schmerzempfindlich. Außerdem ist Herpes extrem ansteckend, solange die Bläschen mit Flüssigkeit gefüllt sind. Das macht keinen Spaß, denn es gilt vorsichtig zu sein – auch um die eigenen Augen zu schützen (dazu später mehr). Am schlimmsten finde die Phase, in der es schon prickelt und man genau weiß: Gleich hab ich wieder so ein Ding im Gesicht. Das ist wie beim Halskratzen, wenn einem klar wird, dass die Erkältung anrollt. Oder bei der

Aura, die die Migräne ankündigt. Absolut ätzend. Das einzig Gute daran ist, dass sich Herpes behandeln lässt, bevor er sichtbar wird. Und das sollte man auch, denn alle Cremes mit virushemmenden Mitteln bringen umso mehr, je früher sie zum Einsatz kommen.

Aciclovir und Penciclovir. Am gängigsten sind wohl die Wirkstoffe Aciclovir und Penciclovir. Ich kann mich gut daran erinnern, wie Aciclovir Anfang/Mitte der 1990er unter dem Namen Zovirax ganz neu auf den rezeptfreien Markt kam. Und wie wir den Kunden gesagt haben: Diese Creme in der kleinen blauen Tube ist super; sie kann verhindern, dass aus dem Kribbeln überhaupt Bläschen werden. Wir waren froh, so ein Mittel anbieten zu können. Mittlerweile ist klar: Das klappt längst nicht immer, und es ist inzwischen eher die Rede davon, dass Aciclovir wie auch Penciclovir die Dauer eines Ausbruchs im Schnitt um knapp einen Tag verkürzen helfen, wenn man sie fünfmal täglich – alle zwei bis drei Stunden – auf die betroffenen Hautstellen aufträgt. Beide Wirkstoffe sind Nukleosidanaloga, die die Vermehrung der Herpeserreger unter anderem dadurch verhindern beziehungsweise drosseln, dass sie als falsche Bausteine in das Virus-Erbgut eingebaut werden. Es gibt einige Studien, die darauf hindeuten, dass Penciclovir den Zeitraum bis zum Eintritt der Schmerzfreiheit etwas stärker verkürzt als Aciclovir. Aber da wir hier insgesamt über keine Wahnsinnseffekte reden, macht das aus meiner Sicht keinen spürbaren Unterschied.

Aciclovir gibt es neuerdings auch in Kombination mit Hydrokortison (siehe Kortison) ohne Rezept. Das finde ich eine gute Idee, und es sieht auch so aus, als könne das Kombinationspräparat mehr als Aciclovir im Soloauftritt. In einer US-Studie bekamen über 2.400 Patienten mit kribbelnder Lippe ein Placebo, Aciclovir allein oder in Kombination mit Hydrokortison. Unter den Placebo-Patienten kamen immerhin 26 von 100 ohne Bläschen davon – es gibt also durchaus Fälle, in denen der Bläschenkelch auch ohne Wirkstoff an einem vorübergeht. Mit Aciclovir allein waren es 35 und mit dem Kombipräparat 42 Prozent der Patienten. Eine andere Studie, für die mehrere vorhandene Untersuchungen ausgewertet wurden, zeigte allerdings auch: Schneller geht der Herpes mit einem Kombipräparat auch nicht vorbei. Für diejenigen unter uns, die nicht unter Herpesbläschen leiden, mag sich das Ganze nicht so relevant anhören. Für alle anderen schon, denke ich.

Docosanol. Ein weiteres Mittel, das die Vermehrung der Viren bekämpft, ist Docosanol. Es wirkt, indem es verhindert, dass die Virushülle mit der Membran der Zelle verschmilzt, die gerade befallen wird. Zu den oben genannten Wirkstoffen gibt es in meinen Augen allerdings keinen großen Unterschied, auch wenn Docosanol als zusätzlich entzündungshemmend gilt: weder in der Anwendung (man muss nicht nur ebenfalls möglichst früh, sondern auch ebenso oft cremen), noch im Effekt. Die Heilungsdauer verkürzt sich von 4,9 auf 4,3 Tage, also um ganze 0,6 Tage.

Melisse. Die pflanzliche Alternative ist Melisse, der ebenfalls antivirale Eigenschaften bescheinigt wurden. Doch auch hier gilt: Der frühe Vogel fängt den Wurm. Salbe mit Melissenextrakt gegen Herpes gibt es schon lange, und noch viel länger kommt die Pflanze in der Naturheilkunde zum Einsatz. Mein Eindruck ist aber, dass Melisse gerade wieder im Kommen ist, nicht nur bei erklärten Pflanzenfans. Das hat sicherlich mit dem allgemeinen »Zurück zur Natur«-Trend zu tun. Aber auch mit einer viel beachteten Studie der Universität Heidelberg aus dem Jahr 2008. Danach kann Melissenöl (das *ätherische Öl* der Melissa officinalis, Melisse oder Zitronenmelisse genannt) die Infektion einer Zellkultur mit Herpes-Viren um mehr als 97 Prozent reduzieren, indem es die Viren blockiert, bevor sie die Zellen befallen können. Das hört sich auf Anhieb natürlich super an. Was es für die infizierte Lippe konkret bedeutet, ist aber noch längst nicht klar. Auf keinen Fall sollte man unverdünntes Melissenöl einfach auf einen Herpes tupfen! *Ätherische Öle* niemals unverdünnt anwenden, sie können nämlich die Haut reizen. Und die ist ja bei Herpes ohnehin in Aufruhr. Natürlich kann man sich jetzt einen starken Melissentee machen und ihn, wenn er kühl geworden ist, auf die Lippe zu tupfen. Oder einen *Extrakt*, indem man Melissenblätter mit Olivenöl vermengt und ein paar Tage stehen lässt. Aber bei beiden ist unwahrscheinlich, dass wirklich genug der entscheidenden Inhaltsstoffe an der Lippe ankommen, darum sind standardisierte Fertigpräparate einfach besser.

Übrigens: Die sehr ähnlich duftende Citronella enthält ein ganz anderes ätherisches Öl – es wäre reiner Zufall, wenn das irgendetwas könnte bei Herpes. Wer im Internet nach Melissenöl sucht, muss höllisch aufpassen, dass es wirklich aus der Melissa officinalis gewonnen ist. Da sind Sie in der Apotheke sicher aufgehoben.

Zink. Ebenfalls im Angebot sind Zinkzubereitungen als Herpesmittel, die adstringierend, kühlend und wundheilungsfördernd wirken. Zinksulfat wird zudem eine schwache virushemmende Wirkung zugesprochen. Das Wirkprinzip ist sicher nicht der Knaller. Aber jede Salbe entspannt die Herpeslippe ein wenig, also auch eine mit Zink. Zinksalben liegen weißlich auf der Lippe. Das sieht zwar nicht toll aus, hat aber den Vorteil, dass UV-Strahlung kaum durchkommt. Und die kann Lippenherpes begünstigen.

Herpespflaster. Lange waren antivirale Wirkstoffe in kleinen Tuben alles, was man den Kunden anbieten konnte. Doch die Welt hat sich gedreht, und ich finde, sie ist besser geworden für Herpes-Patienten. Denn seit einigen Jahren gibt es Herpespflaster. Das sind hauchdünne Stückchen Kunststoff, die auf den Herpes geklebt werden und die Wunde feucht halten. Eine gute Idee, denn inzwischen ist bekannt, dass Wunden generell im Feuchten besser heilen als im Trockenen. Weil bestimmte Hautzellen, die für die Heilung notwendig sind, sich im feuchtwarmen Klima leichter vermehren. Die Hydrokolloid-Technologie, bei der sich im Pflaster ein Gel bildet, macht diese feuchte Wundheilung möglich.

Herpespflaster sind also eine echte Hilfe, vor allem nachts. Weil man morgens nicht mit einer über Nacht verkrusteten Wunde aufwacht, die dann womöglich aufreißt, und dadurch alles noch viel länger dauert (aber Achtung: Immer ganz, ganz vorsichtig abziehen!). Außerdem ist die Vorstellung angenehm, etwas für eine schnellere Heilung zu tun, auch wenn Studienergebnisse hier gar nicht so eindeutig sind: In einer Untersuchung, die die Herpespflaster mit einer Aciclovir-Creme verglich, verkürzte Aciclovir die Erkrankungsdauer tendenziell stärker, nämlich um elf Prozent (und das ist ja schon nicht viel). Die Pflaster-Anwender hatten hingegen weniger mit Juckreiz und Kribbeln zu tun.

Sinnvollerweise kombiniert man beides: Erst eine antivirale Zubereitung mit einem der oben genannten Wirkstoffe. Und etwa ab Tag drei, wenn die Wundheilungsphase läuft, die Pflaster. Salbe und Pflaster gleichzeitig zu nehmen macht allerdings wenig Sinn, denn dann hält das Pflaster nicht auf der Haut – was ohnehin ein Problem sein kann. Schließlich klebt es an der Lippe und kommt dort schnell mal mit Feuchtigkeit in Kontakt, mit dem Speichel oder auch mit Essen und Getränken.

Mir persönlich gefällt bei den Pflastern die Idee, ganz ohne Arzneistoff, einfach nur durch das Feuchthalten etwas erreichen zu können. Und die Herpespflaster decken praktischerweise die mit Flüssigkeit gefüllten Bläschen ab – ein ästhetischer Vorteil, außerdem ist der Inhalt der Bläschen hochinfektiös und bleibt so unter Verschluss. Ich kann bestätigen, dass die Kleber wirklich unauffällig sind. Laut Hersteller lassen sie sich sogar überschminken und sollen dadurch noch weniger sichtbar sein. Völlig unsichtbar werden sie natürlich nicht.

Lysin. Die Aminosäure soll Herpesausbrüche verhindern und lindern können, so das Ergebnis von Studien aus den 1960er Jahren. Offenbar geht es dem Herpesvirus super, wenn ihm reichlich Arginin (eine weitere Aminosäure) zur Verfügung steht, und mies, wenn stattdessen viel Lysin zugegen ist. Darum kommt Lysin in Nahrungsergänzungsmitteln gegen Herpes zum Einsatz. Es fällt mir schwer zu beurteilen, ob das hilfreich ist. In einer umfangreichen Datenbankrecherche von 2015 zur Vorbeugung von Herpesbläschen konnte die *Cochrane Collaboration* keine ausreichenden Belege dafür finden, dass die Lysin-Supplementierung etwas bringt. Kleinere Studien haben aber durchaus Erfolge gezeigt und sogar Grenzwerte ermittelt, ab welcher Menge Lysin im Blut der Herpes seltener auftritt. Man kann also sowohl für »bringt nix« als auch für »vielversprechend« Argumente finden. Da führt dann jeder seine eigene Erhebung mit sehr kleiner Probandenzahl durch, meist mit n = 1 Proband. Diese persönlichen Erfahrungen stehen dann für sich, auch wenn umfangreiche wissenschaftliche Studien zum gegenteiligen Ergebnis kommen. Das ist dann zwar vielleicht irritierend, aber grundsätzlich kein Widerspruch.

Ich selbst habe diesen Behandlungsansatz jahrzehntelang nicht ernst genommen – er kam erst über eine Apothekerin, die selbst sehr unter Herpes leidet, in mein Leben. Mein Mann hat auf ihre Empfehlung hin Lysin genommen und mir danach gesagt, sein Herpes sei so schnell abgeheilt wie noch nie. Sein Plan ist, im nächsten Winter eine Kur mit Lysin-Trinkfläschchen zu machen, in der Hoffnung, dass ihn die vorbeugende Wirkung ebenso überzeugt wie die heilende.

Hausmittel. Einige Hausmittel wie Zahnpasta oder Teebaumöl sollen ebenfalls gegen Herpes helfen, doch Fachblätter wie die Deutsche Apotheker Zeitung raten ab – mit dem Hinweis, sie könnten die Haut zusätzlich reizen und austrocknen.

Ich habe trotzdem mal nachgeguckt, was in der großen Medizindatenbank Medline zu »Tea Trea Oil« und »Toothpaste« mit Bezug auf Herpes zu finden ist. Beim Teebaumöl stieß ich schnell auf Versuche an Zellkulturen, die eine sehr gute Wirksamkeit des *ätherischen Öls* gegen das Virus zeigten. Zur Zahnpasta fand ich nichts. Und die Sache mit der Reizung leuchtet total ein, schließlich ist oft reichlich Menthol in Zahnpflegeprodukten enthalten. Andererseits enthalten viele Zahnpasten Zink (siehe oben). Mein Freundin Ariane schwört drauf.

So schützen Sie sich und andere vor Herpesviren

Ich wundere mich immer wieder über den Tipp »Nicht küssen!«, denn ich möchte denjenigen mit blühendem Herpes sehen, der jetzt auf Küssen aus ist. Auf ein paar andere Maßnahmen kommt man aber vielleicht nicht so ohne weiteres.

Knutschen Sie Ihr Baby nicht. Neugeborene bis zur achten Lebenswoche können dem Herpes-Virus besonders wenig entgegensetzen. Das Baby nicht mit dem Gesicht liebkosen, seinen Schnuller nicht anfassen und das Kind immer so halten, dass es nicht mit den Herpesbläschen in Berührung kommen kann.

Bitte kein Oralsex. Die Viren können auch Genitalherpes auslösen.

Tragen Sie Brille statt Kontaktlinsen. Auch am Auge möchten Sie keine Herpesinfektion!

Waschen Sie sich sehr oft die Hände. Erst recht, nachdem Sie sich an die Lippe gefasst haben. Noch besser: Tragen Sie Creme, Gel oder Flüssigkeit mit einem Wattestäbchen auf.

Bewahren Sie die winzige Tube mit der Salbe in Ihrem Portemonnaie auf. Man verlegt sie sonst einfach ständig und hat sie nicht zur Hand. Dabei ist es wirklich wichtig, mehrmals täglich zu cremen. Gerade darum stecken Sie sie in die Hosentasche? Kein guter Ort. Dort ist es viel zu warm für ein Arzneimittel, und in der Waschmaschine (wo sie dann schnell mal landet) ist es noch viel wärmer.

Gehen Sie zum Arzt, wenn Ihr Immunsystem geschwächt ist – etwa weil Sie ein Immunsuppressivum nehmen müssen –, das Virus sich von der Lippe aus weiter ausbreitet, der Herpes nach ein paar Tagen nicht spürbar besser wird oder wenn Fieber oder andere Krankheitssymptome hinzukommen. Und immer, wenn der Patient ein Baby ist.

»Ich hab da was im Mund!«

Kennen Sie das? Zähneputzen tut weh, und wenn man ausspuckt, wird das Waschbecken rosa. Oder einzelne Punkte im Mund (Aphthen) schmerzen schrecklich. Dann stimmt ganz offensichtlich etwas mit der Mundschleimhaut nicht. Wenn das Zahnfleisch rot ist und blutet, ist Selbstmedikation keine gute Idee. Denn bei Zahnfleischentzündungen (Parodontitis) droht immer, dass man Zähne verlieren könnte. Darum bitte schnellstens zu Zahnarzt oder Zahnärztin. Die sind auch die Ansprechpartner für eine wunde Backentasche oder eben Aphthen, aber hier lässt sich für gewöhnlich erstmal sehr gut selbst behandeln – auch mit Pflanzenmedizin und zum Teil mit einfachsten Mitteln.

Eine wunde Wange, die wirklich störend war, habe ich schon mit schwarzem Tee kuriert. Zubereitet aus dem billigen Teebeutel, der neben dem klapprigen Wasserkocher in meinem Hotelzimmer zu finden war. Die *Gerbstoffe* darin – ich hatte mir einen dicken, bitteren Tee gemacht und jede Stunde den Mund damit gespült – haben es gebracht, innerhalb eines Tages. *Gerbstoffe* sind adstringierend, das heißt, sie ziehen die oberste Scheimhautschicht etwas zusammen, sodass sie leichter abheilt. Schwarzer Tee liefert *Gerbstoffe*. Andere sehr gute Gerbstoff-Spender sind zum Beispiel die Rhabarberwurzel oder der Tormentillwurzelstock. Mein erster Rat wäre aber, mit Salbeitee zu spülen, denn er enthält nicht nur *Gerbstoffe*, sondern auch *ätherisches Öl. Ätherische Öle* sind die entscheidenden Inhaltsstoffe der *Aromatika*. Typische Vertreter dieser Gruppe von Heilpflanzen: Thymian, Kamille, Myrrhe oder die Gewürznelke… alles Mittel, die klassischerweise bei Zahnfleisch- oder Mundschleimhautbeschwerden zum Einsatz kommen und deren *ätherische Öle* entzündungshemmend, antiviral und antibakteriell wirken. Mehr als Tee bringen für gewöhnlich Flüssigextrakte; die sind meist mit Alkohol hergestellt, der einfach mehr *ätherische Öle* herauslöst. Mein ganz persönlicher Favorit ist eine Salbei-Thymian-Kombi. Mit ein paar Tropfen und ein wenig Wasser entsteht eine Mundspüllösung. Manchmal tupfe ich das einigermaßen scharfe Mittel aber auch direkt auf die betroffenen Stellen.

Ebenfalls sehr verbreitet sind Gelzubereitungen für die Mundschleimhaut, etwa die Kombination aus Kamille und einem (chemisch definierten) **Lokalanästhetikum**, das die schmerzende Stelle leicht betäubt – kennen alle mit fester Zahnspange und alle Prothesenträger, denke ich. Wohltuend können auch **Schleimstoff-Drogen** sein, etwa Eibisch oder

Isländisch Moos, einfach weil sie sich auf die gereizte Schleimhaut legen – das unangenehme Gefühl lässt sofort etwas nach. *Schleimstoffe* sind als Lutschpastillen besonders sinnvoll.

Eine **Fertiglösung zum Spülen** mit einem chemisch definierten Desinfektionsmittel würde ich dagegen eher links liegen lassen. Diese Mittel wirken unspezifisch. Also setzen sie auch den hocherwünschten Bakterien zu, die in der Mundhöhle leben und total nützlich für uns sind, etwa, weil sie Krankheitserreger abwehren. Der Vollständigkeit halber will ich hier aber die gängigen Wirkstoffe Povidon-Iod, Chlorhexidin und Benzydamin erwähnen, die auch in Form von Pastillen und Sprays zum Einsatz kommen.

Bei Pilzinfektionen im Mund funktioniert das alles leider nicht. Aber die zeigen sich auch nicht wie oben beschrieben, sondern bilden meist einen weißlichen Belag. Vor allem kleine Kinder haben oft damit zu tun. Obwohl Antimykotika (Arzneimittel gegen Pilze) auch rezeptfrei zu haben sind (etwa Gels oder Suspensionen mit Nystatin oder Miconazol), lohnt sich die Abklärung beim Arzt: Für Kinder übernimmt die Krankenkasse mit Verordnung die Kosten auch für rezeptfreie Arzneien. Bei Erwachsenen sollte man mal gucken, was eventuell dahintersteckt. Es sind nämlich vor allem Menschen mit einem geschwächten Immunsystem betroffen, aber auch Zahnprothesen oder ein Diabetes können eine Pilzinfektion begünstigen.

Ätzende Langzeitgäste – Fuß- und Nagelpilz

Man hat sie sich ganz schnell eingefangen, und dann ist es oft gar nicht leicht, sie wieder loszuwerden. So ein Fußpilz ist wirklich lästig. Er juckt, und manchmal brennt er auch ziemlich stark, sieht mit seinen Rissen und Schuppen einfach hässlich aus … und vor allem ist der Gedanke unangenehm, dass man mit infektiösen Füßen herumläuft. Gerade natürlich dann, wenn man öfters in öffentlichen Umkleiden wie im Schwimmbad oder Fitness-Studio zugange ist. Das braucht kein Mensch.

Die Auslöser

Leider haben Sportler besonders oft mit Fuß- und Nagelpilz zu tun. Denn Sport begünstigt beide Erkrankungen, oder umgekehrt formuliert: Ohne die vielen Freizeitsportler hätten Pilze es schwer; wenn wir alle nur auf dem Sofa säßen, wären ganz sicher nicht so viele Millionen Deutsche von Fuß- und Nagelpilz betroffen (die Rede ist von jedem dritten beziehungsweise zehnten). Denn mal abgesehen davon, dass man sich den Pilz in Gemeinschaftsduschen schnell geholt hat – in Turnschuhen herrscht für gewöhnlich ein feuchtwarmes Klima, und genau das lieben Pilze. Hinzu kommt: Beim Sport stößt der Fuß immer wieder gegen den Schuh, etwa beim Abbremsen einer Bewegung oder beim Springen. So können winzige Verletzungen entstehen, kleine Abschürfungen der Haut oder unsichtbare Risse im Nagel, die dem Pilz als Eintrittspforten dienen.

Selbstverständlich will ich niemandem ausreden, Sport zu treiben. Es ist nur gut, ab und zu seine Füße zu inspizieren. Fußpilz sollte man nicht unterschätzen, denn daraus kann ein Nagelpilz werden, und ein befallener Nagel kann regelrecht wegbröseln. Und mit einem ganz ungeschützten Zeh irgendwo gegenzustoßen tut dann unter Umständen sehr, sehr weh. Mal abgesehen davon kann es auch passieren, dass sich eine Bakterie auf den Fußpilz »draufsetzt«, es also zu einer bakteriellen Superinfektion kommt. Zum Beispiel zu einer Wundrose (Erysipel), bei der die Haut sich rötet, anschwillt und wehtut. Manchmal kommt Fieber dazu – alles wirklich unangenehm!

Das hilft gegen Fuß- und Nagelpilz

Es bringt im Übrigen wenig zu hoffen, dass der Pilz von allein wieder verschwindet. In Studien gibt es zwar durchaus in den Placebo-Gruppen Teilnehmer, deren Fußpilz ohne Medikamente weggeht. Doch in meinem Umfeld habe ich noch nie gehört, dass das geklappt hätte. Und die gängigen Cremes gegen Fußpilz wirken super; meist fühlt es sich schon kurz nachdem man erstmals behandelt hat besser an. Genau da liegt aber auch das Problem: Während die Symptome schnell verschwinden, sind die unsichtbaren Pilzsporen wesentlich hartnäckiger, weswegen Mediziner unterscheiden zwischen klinischer (der Pilz ist nicht mehr zu sehen) und mykologischer Heilung (die vollständige Elimination der Erreger).

Darum gilt: Unbedingt dranbleiben und streng nach Packungsbeilage weitercremen, -sprühen oder -pudern – was einem am Fuß am angenehmsten ist. Bei trockener Haut spricht viel für eine Creme, die zusätzlich pflegt. Es gibt auch leicht kühlende Gels und Lösungen.

Je nach Wirkstoff – typische Vertreter sind etwa **Terbinafin, Clotrimazol, Miconazol** und **Bifonazol** – zieht sich die Behandlung zwischen etwa sieben Tagen bis zu vier Wochen hin, und je nach Wirkstoff muss ein- oder zweimal täglich dran gedacht werden. In jedem Fall ist es mühsam, konsequent dabeizubleiben, und oft genug gelingt genau das nicht, und dann kann der beste Arzneistoff nichts ausrichten. Aber man kann tricksen. Es gibt beispielsweise eine Zubereitung des Anti-Pilz-Mittels Terbinafin, die einen Film bildet und den Wirkstoff darin über mehrere Tage hinweg freisetzt. Man muss also nur einmal eine dickflüssige Lösung auftragen, und wenn man sich nicht gerade in den ersten 24 Stunden danach die Füße wäscht, lässt sich das Terbinafin bis zu 13 Tage lang in wirksamer Konzentration nachweisen. Das finde ich eine super Sache. Denn so behandelt man auf keinen Fall zu kurz.

Beim Nagelpilz wird es noch lästiger. Einmalbehandlungen gibt es hier gar nicht, auch nicht per Tablette. Anti-Pilz-Mittel zum Schlucken sind ohnehin alle rezeptpflichtig, denn sie können ernste Nebenwirkungen haben und kommen nur infrage, wenn die Leber ganz gesund ist. Falls nicht schon der größte Teil des Nagels befallen ist, wird darum für gewöhnlich erstmal lokal behandelt, und zwar über Monate hinweg. Das ist irre aufwändig und nervig – und genau deswegen würde ich als Allererstes zu Arzt oder Ärztin gehen, auch wenn die gängigen Mittel zur lokalen Anwendung rezeptfrei zu haben sind. In der Arztpraxis wird gegebenenfalls eine Pilzkultur erstellt. Damit kann man genau sagen, ob es ein Pilz ist, der den Ärger verursacht. Und wenn ja, welcher. Mit dieser Information lässt sich natürlich gezielter behandeln.

Wer es selber versuchen will: Nehmen Sie bitte nicht Ihre normale Fußpilzcreme, denn die kann bei Nagelpilz gar nichts. Diese Creme bringt nicht ausreichend Wirkstoff in den befallenen Nagel, dazu braucht es einen medizinischen Nagellack.

Hier haben Sie dann die Wahl: Wasserunlösliche Lacke mit Wirkstoffen wie **Ciclopirox** und **Amorolfin** haben den Vorteil, dass man sie nur ein- bis zweimal wöchentlich auftragen muss. An die wasserlöslichen muss man dagegen jeden Tag denken – dafür entfällt die nervige Vorbehandlung, ohne die es die wasserunlöslichen Lacke nicht in ausreichend hoher Konzentration in den Nagel schaffen: Reste früherer Behandlungen müssen mit Alkoholpads abgelöst, die Nägel dünner gefeilt werden (mit Einwegfeilen, die man wegschmeißen muss nach Gebrauch – der befallene Nagel ist schließlich infektiös).

Egal ob wasserlöslich oder nicht, medizinische Nagellacke sind total unauffällig, weil farblos und kaum glänzend. Und ebenfalls für alle gilt: Es kostet gaaaanz viel Geduld … man muss unter allen Umständen so lange behandeln, bis vom Nagelpilz wirklich nichts mehr zu sehen ist. Das dauert Monate, manchmal Jahre und kann echt deprimierend sein, wenn wieder Sommer ist und alle anderen ihre Sandalen rausholen. Vor allem für ältere Menschen, deren Nägel langsamer wachsen.

Wer von vornherein weiß, dass ihn das Nerven kosten wird, dem würde ich einen anderen Weg empfehlen. Es gibt nämlich auch die Möglichkeit, den befallenen Nagel zu entfernen, mit hochkonzentriertem Harnstoff. Man cremt etwa zwei Wochen damit und deckt die Cremeschicht mit einem Pflaster ab, bis man den verpilzten und damit ohnehin porösen Teil des Nagels nach und nach angelöst hat und abschaben kann. Eventuell lohnt es sich, schon parallel dazu mit einem Anti-Pilz-Mittel zu cremen, oder eben wenn der befallene Nagelteil weg ist. Das macht man mindestens über vier Wochen hinweg. Dann muss man nur noch warten, bis der Nagel nachgewachsen ist, aber nicht mehr behandeln. Das ist eine wesentlich zeitsparendere Methode als mit den Nagellacken. Und am Ende des Tages übrigens für gewöhnlich auch günstiger. Denn die gesetzliche Krankenkasse übernimmt rezeptfreie Mittel für Erwachsene generell nicht; es gibt zwar Ausnahmen, doch Fuß- und Nagelpilzmittel gehören nicht dazu.

Darum würde ich persönlich immer erstmal mit Harnstoff behandeln. Mir gefällt der Gedanke, möglichst schnell möglichst viel verpilztes Material loszuwerden, und das, ohne mich beim Feilen mit den Sporen einzunebeln. Man kann natürlich auch zur medizinischen Fußpflege gehen, aber der Harnstoff ist gleichzeitig eine Art Test: Löst sich der Nagel nicht auf, deutet das darauf hin, dass es gar kein Pilz ist. Denn nicht nur Nagelpilz verfärbt die Nägel und macht sie porös beziehungsweise bröselig und teilweise auch dicker. Das kann zum Beispiel auch eine Nagel-Schuppenflechte.

Übrigens: Wer schon Fußpilz hat, muss eher mit einem Nagelpilz rechnen. Der Klassiker ist, dass man sich einen Fußpilz eingefangen hat und einem dann eine Colaflasche auf den Nagel fällt oder man sich anderweitig einen stumpfen Schlag abholt, sodass der Pilz ganz leicht in den Nagel eindringen kann. Außerdem können zu enge Schuhe, Fußfehlstellungen und ein ungewöhnlich langsames Nagelwachstum Nagelpilze begünstigen, genau wie zu wenig Bewegung, schlechte Durchblutung (etwa infolge von Diabetes) oder eine geschwächte Immunabwehr.

Und was kann man sonst noch tun gegen Fuß- und Nagelpilz?

- Schaffen Sie sich ein Paar Badelatschen an und tragen Sie sie wirklich immer, wenn Sie im öffentlichen Raum unterwegs sind. Auch in Hotels.
- Benutzen Sie Handtücher und Socken nur einmal und waschen Sie sie bei mindestens 60 Grad.
- Wechseln Sie so oft die Schuhe, dass ein Paar immer genug Zeit hat, um gut zu trocknen.
- Trocknen Sie auch Ihre Füße immer gut ab, vor allem zwischen den Zehen. Eventuell ist sogar föhnen sinnvoll.
- Schützen Sie Ihre Nägel nach überstandener Pilzinfektion mit ganz normalem durchsichtigen Nagellack. Denn meist dringt der Pilz von außen ein, insofern sind lackierte Nägel geschützte Nägel. Unlackierte Nägel nach dem Duschen mit Essig betupfen. In saurer Umgebung soll sich der Pilz unwohl fühlen.

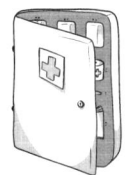

Aus dem Arzneischränkchen geplaudert

Warum Kosmetik aus der Apotheke
nicht zwingend besser ist

Ich dachte immer, Bepanthol, die Kosmetiklinie zu Bepanthen, gehört zu den apothekenexklusiven Marken, genau wie Vichy, La Roche-Posay oder Ladival. Aber dann meldete eine Apotheker-Website, dass ein großer Müller-Drogeriemarkt das Produkt im Sortiment habe und dazu noch viele weitere Apotheken-Kosmetika. Auch in einer großen Parfümerie in Hamburg-Eppendorf stehen apothekenexklusive Tuben und Tiegel solcher Marken im Regal. Wie kann das sein? Und was macht diese Produkte überhaupt aus?

Der Begriff »apothekenexklusiv« hat, anders als der Begriff »apothekenpflichtig«, nichts mit dem *Arzneimittelgesetz* oder ähnlichen Bestimmungen zu tun. Dahinter steht einfach nur eine Marketingstrategie. Wer das weiß, kann gegen die Kennzeichnung gar nichts mehr sagen. Denn natürlich verfolgen vor allem jene Marken diese Strategie, die wirkstofflastige Produkte vertreiben. Einen Hinweis gibt der Begriff also schon. Manche dieser Kosmetika sind Weiterentwicklungen von oder Ergänzungen zu Arzneimitteln. Wie eben Bepanthol, das ganz ähnlich heißt, ganz ähnlich verpackt ist und genau wie die Wund- und Heilsalbe Bepanthen den Wirkstoff Dexpanthenol enthält.

Das heißt aber nicht, dass Apothekenprodukte per se wirksamer oder auch nur automatisch wirksam wären. Geschweige denn, dass man nicht auch im Drogeriemarkt oder in der Parfümerie sehr gute Kosmetik kaufen kann. Trotzdem finde ich, dass Leute mit Problemhaut gut beraten sind, in die Apotheke zu gehen. Denn wer mit einer deutlichen Akne, Rosacea oder Neurodermitis eine sinnvolle Pflegeserie sucht, wird Beratung wollen. Oder kauft nach ärztlicher Empfehlung in der Apotheke. Mal abgesehen davon ist Kosmetik für Problemhaut sowieso nie billig, egal wo man danach sucht.

Doch zurück zur Begriffsklärung. Weil »apothekenexklusiv« keine gesetzliche Grundlage hat, dürfen folglich auch Drogerien Bepanthol und Co. verkaufen. Einkaufen können sie diese Produkte allerdings nicht. Das können nur Apotheker und Großhändler, mit der Auflage, sie nicht an Dritte weiterzugeben. Manche Kosmetikhersteller drohen sogar mit Sanktionen, sollte jemand gegen das Weiterverkaufsverbot verstoßen, etwa mit dem Stopp der Geschäftsbeziehung. Wenn man also solche Marken in den Drogerie-Regalen sieht, dann hat immer einer gegen eine Vereinbarung verstoßen. Das passt nicht nur den Apothekern nicht, die schließlich die Beratungsleistung erbringen und darum niemals so billig sein können wie ein Drogeriemarkt. Im eingangs erwähnten Fall hat die Herstellerfirma L'Oréal einen Testkäufer geschickt, berichtet die Website Apotheke Adhoc. Wo die undichte Stelle im Vertriebskanal liegt, dürfte sich anhand der Chargennummern zurückverfolgen lassen. Insofern bleibt es spannend, wie es weitergeht mit der apothekenexklusiven Kosmetik. ✚

Kapitel 5
»Ich komm nicht runter!«

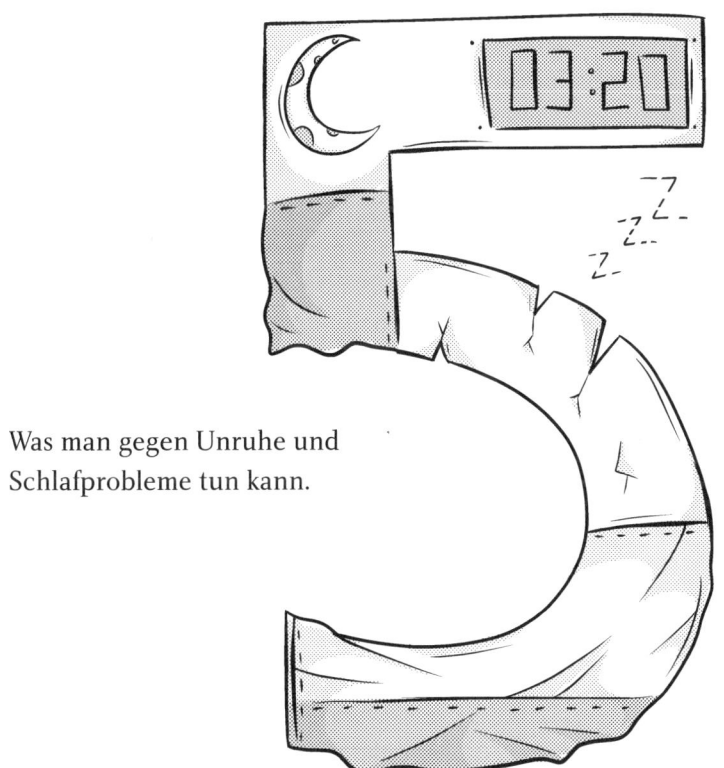

Was man gegen Unruhe und
Schlafprobleme tun kann.

Unruhe und Schlafprobleme

Mit dem Schlafen ist es so ähnlich wie mit der Verdauung, finde ich: Wenn die allergrundsätzlichsten Körperfunktionen Kummer machen, kommt unfassbar großer Frust auf. Ich kenne diesen Frust, habe wirklich schon viele schlechte Nächte gehabt in meinem Leben. Und jahrelang Schlafmittel genommen. Nicht oft, vielleicht einmal im Monat, aber es war mir immer wichtig, eines da- beziehungsweise dabeizuhaben. Meine ganze Studentenzeit hindurch und auch noch als junge Berufstätige: Wenn ich mich lange genug schlaflos im Bett herumgewälzt hatte, habe ich zehn Milligramm Oxazepam genommen; das ist ein Benzodiazepin, ein *Tranquilizer*. Manchmal habe ich auch nur fünf Milligramm genommen. Am liebsten vor ein Uhr nachts, damit ich am nächsten Tag nicht so viel davon spüre.

Ich mach das heute nicht mehr. Ich habe einfach irgendwann damit aufgehört, ohne es mir je vorgenommen zu haben. Das hat mit meinen Kindern zu tun, glaube ich. In den Jahren mit den Babys hatte ich einfach so viele zerstörte Nächte, dass ich irgendwann gemerkt habe: Auch mit vier, fünf Stunden Schlaf kann ich dem Tag ins Auge sehen, erst darunter wird es hart. Das hat viel Druck rausgenommen. Woraufhin ich das Wachliegen etwas weniger schlimm fand, woraufhin ich etwas besser geschlafen habe … und so weiter und so fort. Schlafen ist eben auch Kopfsache. Und genauso, wie ich rausgekommen bin aus dem möglichen Teufelskreis, kann man auch hineinschlittern. Dann ist der Druck plötzlich riesengroß.

Natürlich finde ich es gut, dass ich keine Schlafmittel mehr nehme. Schließlich erfährt man damit nicht den natürlichen

Schlaf, sondern einen mit verändertem Rhythmus. Außerdem lässt bei vielen Mitteln die Wirkung nach zwei bis vier Wochen deutlich nach, wenn man sie durchgehend nimmt. Sie können abhängig machen und so dazu beitragen, dass ein Mensch die Kontrolle über sein Leben verliert. Gerade für ältere Leute finde ich sie hochproblematisch, denn mit den Resten der Arzneien im Blut ist die Gefahr zu stürzen am nächsten Tag viel zu hoch; und ein Sturz kann für einen gebrechlichen Menschen der Anfang vom Ende sein. Auch deshalb wird der Missbrauch von Schlafmitteln immer wieder intensiv thematisiert, und das ist ja auch angemessen.

Doch meiner Ansicht nach gibt es durchaus Situationen, in denen Schlafmittel hilfreich und sinnvoll sind. Die Vorbehalte, die viele Menschen diesen Medikamenten entgegenbringen, sind allerdings riesengroß – für manche kommt es schlichtweg nicht infrage, ein Schlafmittel zu nehmen, ganz egal, wie mies ihre Nächte sind und wie schlecht es ihnen damit geht. Zu Unrecht, wie ich finde. Denn diese Medikamente sind besser als ihr Ruf – und Schlafstörungen können leider leicht chronisch werden. Das ist nicht nur psychisch sehr belastend, es erhöht auch das Risiko, sich eine ganze Reihe anderer Krankheiten einzuhandeln. Das Immunsystem fährt bei Schlafmangel runter, man bekommt leichter eine Depression, selbst von einigen Krebsarten weiß man, dass sie unter dauerhaft Schlafgestörten häufiger sind. Die Gefahr, einen Unfall zu bauen, steigt an.

Schlafmittel können der Verselbständigung von Schlafstörungen vorbeugen, und das kann ich nicht nur doof finden. Und die Diskussion um die Nebenwirkungen lässt sich auch als Zeichen dafür sehen, wie wenig ernst Schlafprobleme insgesamt genommen werden. Bei Blutdruckmitteln redet keiner über die Nebenwirkungen, auch wenn einige sehr nervig und andere sehr ernst sind, wie etwa Husten beziehungsweise Nierenprobleme unter ACE-Hemmern. Das sehe übrigens nicht nur ich als Pharmazeutin so, darauf hat mich erst der Schlafmediziner Göran Hajak gebracht, mit dem ich vor Jahren mal über das Thema gesprochen habe.

Ich kann wirklich nur jeden ermutigen, schlechten Schlaf nicht einfach zu ertragen. Es gibt Gegenmittel, auch ohne Rezept: Schlafhygiene, Pflanzenmedizin, Entspannungsverfahren. Solche sanften Mittel bringen viel. Die wichtigsten Fragen zum Thema Schlaf beantworte ich hier kurz.

Warum helfen pflanzliche und andere sanfte Mittel bei Schlafstörungen so gut?

Eben weil Schlafen auch Kopfsache ist. Genau wie bei Schmerzen, Angst oder Depressionen gibt es keinen biologischen Marker, keinen Laborwert, den man messen kann, um die Qualität des Schlafes zu erfassen. Als wie schlecht wir ihn wahrnehmen, hängt immer auch von unserer Bewertung ab. Darum gibt es bei Schlafmitteln einen starken Placeboeffekt. Es ist also absolut sinnvoll, es erst mal mit einem sanften Mittel zu versuchen – auch wenn diese in Studien nicht immer so gut abschneiden. Insbesondere wenn das Einschlafen das größere Problem ist als das Durchschlafen.

Welche Heilpflanzen sind vielversprechend bei Unruhe und Schlafproblemen?

Es gibt zahlreiche sanfte Helfer zum Einschlafen und zur Beruhigung. Aber anders als bei Bachblüten und Co. kann man bei vielen Arzneipflanzen auch sehr gut erklären, wo genau sie andocken im Körper und wie sie dort wirken. Diese fünf sollten Sie kennen.

Baldrian. Die Baldrianwurzel (Valerianae radix) ist der Klassiker, ihre Wirkung bei Schlafproblemen am besten belegt. Die enthaltene Valerensäure und andere Inhaltsstoffe erhöhen die Konzentration an GABA (Gamma-Aminobuttersäure) im Körper – das ist der Botenstoff, über dessen Rezeptor auch chemische Schlafmittel wie Benzodiazepine wirken. Am Patienten zeigt sich eine Schlafverbesserung: »Etwas schnelleres Einschlafen sowie ein geringfügig erhöhter Tiefschlafanteil«, so sagt es der Mutschler, DAS Arzneimittel-Lehrbuch hierzulande. Drei Dinge möchte ich dazu sagen, die nicht im Mutschler stehen:

Die empfohlene Einzeldosis bei Baldrian-*Fertigarzneimitteln* sind 450 bis 750 Milligramm Trockenextrakt. Dosierungen unter 200 Milligramm werden mit einer paradoxen Wirkung in Verbindung gebracht – soll heißen, man wird eher unruhig und erst recht wach. Insofern ist es erstaunlich, dass es Präparate auf dem Markt gibt, die gerade mal 45 Milligramm Baldrianextrakt pro Tablette enthalten. Übrigens deutet einiges darauf hin, dass die Kombination aus Baldrian und Hopfen noch besser bei Einschlafstörungen hilft als Baldrian allein. Grund sind die unterschiedlichen Wirkmechanismen (über den GABA- beziehungsweise den Melatonin-Rezeptor, siehe unten), die sich offenbar ergänzen.

Laut Packungsbeilagen soll man Baldrian für gewöhnlich eine halbe bis eine Stunde vor dem Schlafengehen nehmen. Eventuell auch eine erste Dosis früher im Verlauf des Abends. Verbesserungen von Schlafqualität und Tagesbefindlichkeit zeigen sich in der Regel erst nach rund zweiwöchiger Therapie, sagt *Phyto-Papst Heinz Schilcher*. Trotzdem nehme ich Baldrian auch, wenn ich morgens um drei aufwache und nicht mehr runterkomme. Ich nehme dann eher eine höhere als eine niedrigere Dosis und habe den Eindruck, dass mir das hilft, oft zumindest. Ich vermute, dass im Kopf etwas passiert, nach dem Motto: Jetzt habe ich was geschluckt, jetzt wird es besser … Placebo vom Feinsten also. Darum finde ich auch Baldriantinktur gut. Weil sie so bitter schmeckt, spürt man auf einem weiteren Kanal, dass man was genommen hat. Außerdem wirken flüssige Arzneien generell etwas schneller, weil sie nicht noch zerfallen müssen, bevor sie den Wirkstoff freigeben. Das gibt erst recht das Gefühl, dass jetzt was passiert.

Die *Kommission E* empfiehlt die Baldrianwurzel auch bei Unruhezuständen, also wenn der Schlaf das kleinere und die Rastlosigkeit am Tage das größere Problem ist.

Lavendel. Auch Lavendel hat sich bei Schlafproblemen bewährt. Zum Einsatz kommen Lavendelblüten (Lavandulae flos) sowie das ätherische Öl daraus (Lavandulae aetheroleum), in dem die wirksamen Bestandteile (25 bis 46 Prozent Linalylacetat und 20 bis 45 Prozent Linalool) stecken.

Lavendelöl wird nach meiner Wahrnehmung unterschätzt, weil es so gut riecht, darum so angenehm ist und man es automatisch in Richtung Wellness sortiert. Die Stärke seiner schlafanstoßenden Wirkung vergleicht Heinz Schilcher aber mit der von Baldrian. Die richtige Dosierung sind ein bis vier Tropfen auf einem Stück Brot, eingenommen vor dem Schlafengehen (oder eine Weichgelatinekapsel eines fertigen Lavendelpräparates). Wer mag kann sich auch eine Mischung aus Olivenöl und ätherischem Lavendelöl (ein Teil Lavendelöl, neun Teile fettes Öl) zubereiten und sich vor dem Schlafengehen damit (oder mit einem vergleichbaren Fertigpräparat) einreiben. Mehrere kleine Studien haben gezeigt, dass Lavendelöl auch durch die Haut hindurch seine Wirkung entfaltet, genau wie beim Inhalieren. Das können schöne Rituale vor dem Zubettgehen sein, die zudem Kopf und Körper auf »Schlafen« einstellen.

Und was ist bei Unruhe? Die *Kommission E* empfiehlt Lavendel genau wie Baldrian auch hier. Wenn es gar nicht ums Schlafen geht, würde ich Lavendel dem Baldrian sogar vorziehen, wegen seiner angstlösenden Wirkungskomponente. Denn oft sind es ja Ängste, die für Unruhe sorgen. (Zur Wirkung von Lavendel auf die Verdauung siehe Kapitel 3)

Hopfen. Hopfenzapfen (Lupuli strobulus) machen ebenfalls müde und fördern die Schlafbereitschaft, wenn auch nicht so stark wie Baldrian oder Lavendelöl. Offenbar kann Hopfen mit seinen Bitterstoffen Humulon und Lupulon beziehungsweise mit daraus entstehenden Verbindungen den Melatonin-Rezeptor aktivieren. Laut *Kommission E* sollten in *Fertigarzneimitteln* 40 bis 90 Milligramm Hopfentrockenextrakt stecken, in Kombination mit Baldrian reichen 10 bis 65 Milligramm. Wer sich Tee machen will, gießt einen Teelöffel zerkleinerte getrocknete Hopfenzapfen mit 150 Milliliter kochendem Wasser auf und lässt das ganze zehn Minuten ziehen, dann abseihen. Am besten mittags und abends je eine Tasse trinken. Hopfen lindert nicht nur Einschlafstörungen, sondern auch nervöse Unruhe.

Melisse. Zu Melissenblättern (Melissae folium) bei Einschlafstörungen (hier empfiehlt sie die *Kommission E*) und Unruhe habe ich ein gespaltenes Verhältnis. Erstens weil man mit Melisse ganz schnell den Melissengeist in Verbindung bringt – der natürlich beruhigend wirkt, allein schon, weil so viel Alkohol darin ist. Aber Alkohol ist kein hilfreiches Prinzip. Noch dazu gibt es laut Schilcher bei Einschlafstörungen keine Studien zu Präparaten, die nur Melisse enthalten. Melisse kann man also probieren, muss man aber nicht. In fixen Kombinationen ist sie mir am liebsten. (Viel interessanter finde ich sie bei Herpes, siehe Kapitel 4)

Passionsblume. Das Passionsblumenkraut (Passiflorae herba) tanzt hier ein bisschen aus der Reihe, denn es gehört zu den *Tagessedativa*. Sprich, es beruhigt, ohne müde zu machen. Wenn es den Schlaf verbessert, dann über die Beruhigung. Und beruhigen kann es offenbar wirklich gut: Die Passionsblume wird manchmal als pflanzlicher *Tranquilizer* beschrieben, weil man davon ausgeht, dass sie an dieselben Rezeptoren bindet wie die Benzodiazepine, also wie typische Beruhigungs- beziehungsweise Schlafmittel.

Aus meiner Sicht am sinnvollsten ist ein hochdosiertes Fertigpräparat. Die empfohlene Tagesdosis liegt bei 1.200 Milligramm Trockenextrakt. Das entspricht vier bis acht Gramm getrocknetem Kraut, die sich natürlich auch als Tee, der Urform der *Phytotherapie*, konsumieren lassen. Für eine Tasse

einen Teelöffel zerkleinertes getrocknetes Passionsblumenkraut mit 150 Milliliter kochendem Wasser übergießen, etwa
fünf Minuten ziehen lassen, abseihen. Bis zu drei Tassen über
den Tag verteilt trinken.

Welche Entspannungsverfahren sind gut?

Alle! Autogenes Training, progressive Muskelrelaxation, Yoga, Meditation ... was Ihnen gefällt. Wobei ich sagen würde: Die körperlichen bringen als Einschlafhilfe mehr als die
rein geistigen, wie etwa die klassische Gedan-
kenreise an den Strand.

Ich persönlich mag den Bodyscan; das ist eine etwa 15- bis
30-minütige Körpermeditation, wie man sie in Kursen zur
Stressreduktion lernt (MBSR, dazu unten mehr). Bei dieser
Meditation wird der Körper systematisch von den Füßen bis
zum Kopf durchgespürt – man erforscht die Empfindungen
in jedem einzelnen Bereich, ohne sie verändern zu wollen.
Das lenkt in jedem Fall ab und bringt einen aus der Gedan-
kenschleife, in der man morgens um drei gerne festhängt.
Eine Anleitung zum kostenlosen Herunterladen bietet zum
Beispiel die Seite der Techniker Krankenkasse. Wenn ich fertig bin mit dem Bodyscan, versuche ich es einfach noch mal
mit dem Einschlafen. Und häufig genug ist das Nächste, was
ich mitkriege, das Weckerklingeln. Denn im besten Fall
kommt es nach etwa 20 Minuten Körpermeditation zu einer
tiefen Entspannungsreaktion, von der manchmal auch als
»Relaxation Response« die Rede ist: die vom vegetativen Ner-
vensystem gesteuerten körperlichen Prozesse beruhigen sich.
Der Blutdruck sinkt, die Muskulatur entspannt, Herz- und

Atemrhythmus werden ruhiger … eine super Sache. Was mir außerdem daran gefällt ist die Idee, dass die Entspannung den Schlaf zumindest teilweise ersetzen kann. Diese Vorstellung macht es leichter, von Anfang an gelassener zu bleiben. Man hat weniger Angst vor dem nächsten Tag.

Eigentlich sind Entspannungstechniken aber für tagsüber gedacht, denn sie machen nicht wirklich schläfrig. Außerdem muss man sie zunächst erlernen und dann üben. Sie entfalten erst bei regelmäßiger Praxis ihre ganze Kraft. Idealer Zeitpunkt dafür ist übrigens der späte Nachmittag oder frühe Abend. Denn zum Abend hin sinkt die Konzentration des Stresshormons Kortisol im Blut natürlicherweise, und da kann man gut nachhelfen. Es könnte sogar sein, dass der frühabendliche Kortisolspiegel im Blut eine Vorhersage darüber zulässt, wie gut oder schlecht jemand schläft: je mehr davon um 17 Uhr im Körper zirkuliert, desto unruhiger die Nacht.

Besonders erwähnen möchte ich hier noch die achtsamkeitsbasierte Stressreduktion (MBSR, Mindfulness based Stress Reduction), ein genau festgelegtes achtwöchiges Meditations- beziehungsweise Achtsamkeitstraining, das der US-amerikanische Medizinprofessor Jon Kabat-Zinn entwickelt hat. Dazu gibt es eine Untersuchung der Universität Minnesota, der zufolge das Programm ebenso gut gegen Schlaflosigkeit hilft, wie während der acht Wochen jede Nacht Schlaftabletten zu nehmen, und danach noch bei Bedarf. Überrascht hat mich dieses Studienergebnis nicht; MBSR scheint mir die Antwort auf viele Fragen und Anforderungen unseres modernen, optimierten Lebens zu sein. MBSR vermittelt, gelassener mit Stress und schlechten Gefühlen umzugehen, von denen die meisten von uns nicht zu knapp haben. Außerdem lernt man sich selbst besser kennen und kann sich liebevoller betrachten. Darum ist MBSR auch eine super Sache für alle, die häufig Schmerzen haben und/oder mit einer schweren Einschränkung leben müssen. Es hilft erwiesenermaßen bei vielen Krankheiten, von Depressionen über Migräne bis Brustkrebs.

MBSR ist inzwischen weit verbreitet, auch in kleineren Städten gibt es Angebote. Aber es erfordert Zeit. Ein Kursabend dauert 2,5 Stunden, hinzu kommt ein »Tag der Achtsamkeit« – und natürlich das Üben zuhause, 30 bis 45 Minuten pro Tag werden empfohlen. Ganz billig sind die Kurse auch nicht, aber ich würde sie als Investition betrachten. Oder Sie probieren Autogenes Training beziehungsweise progressive Muskelrelaxation, die wesentlich schneller erlernt sind und zum Entspannen ebenfalls gut.

Was sollte man tun, bevor man über Schlafmittel nachdenkt?

Es gibt ein paar klare **Verhaltensregeln**, die den Schlaf verbessern, beispielsweise jeden Tag zur selben Zeit zu Bett zu gehen und zur selben Zeit aufzustehen. Legen Sie sich nur zum Schlafen hin – und stehen Sie wieder auf, sobald Sie 20 Minuten wach gelegen haben. Verlassen Sie am besten das Zimmer und kehren Sie erst wieder zurück, wenn Sie meinen, schlafen zu können.

Viele Menschen haben auch **falsche Vorstellungen** vom guten Schlaf. Es ist zum Beispiel eben nicht normal durchzuschlafen, und vor der Industrialisierung gab es das Konzept des achtstündigen Nachtschlafs gar nicht. Jeder, wirklich jeder von uns wacht nachts bis zu 28-mal auf, aber erinnern können wir uns nur an Wachphasen von drei Minuten und mehr. Morgens müde zu sein ist im Übrigen auch völlig normal und bedeutet nicht zwingend, dass man zu wenig geschlafen hat – erst wenn man auch tagsüber weniger leistungsfähig ist, deutet das auf ein wirkliches Schlafdefizit hin. Mit den Jahren braucht man zudem weniger Schlaf. Wer das nicht weiß, hat schnell ein Gefühl des Mangels. Gerade ältere Menschen mit Schlafproblemen legen sich oft bald nach der Tagesschau hin und sind dann unglücklich, wenn die Nacht um drei Uhr zu Ende ist. Wer sechs Stunden schläft, hat aber keine Schlafstörung, sondern in solchen Fällen einfach einen blöden Rhythmus – und den kann man glücklicherweise verändern.

Es gibt sehr gute **Ratgeberbücher** zum Thema. Ganz besonders gefallen hat mir das Buch »Schlaf erfolgreich trainieren« von Beate Paterok und Tilmann Müller. Das Psychologenpaar habe ich vor Jahren mal interviewt. Damals war Tilmann Müller noch an der Universität Münster in der Sektion Schlafmedizin tätig. Das Buch bietet einen richtigen Trainingsplan an, mit dem sich in acht Wochen der eigene Schlaf verbessern lässt.

Wer sich erstmal **im Netz** schlaumachen will: Auf der Seite www.schlafgestoert.de hat Tilmann Müller viele Infos rund um das Thema Schlaf frei zugänglich gemacht. Gute Informationen bietet auch der Online-Kurs »Gesund schlafen«, den der Leiter des Schlafzentrums am Pfalzklinikum in Klingenmünster, Hans-Günter Weeß, zusammen mit der *Apothe-*

ken Umschau entwickelt hat. Auf meine-gesundheitsakademie.de klickt man sich durch die Seiten, hat am Ende sehr viel erfahren und einige Irrtümer über den Schlaf beseitigt. Die Infos sind kostenlos, allerdings wird man nach seiner Postleitzahl gefragt und soll eine Stammapotheke angeben. Oder Sie laden sich auf https://www.dgsm.de/patienteninformationen_ratgeber.php die Patientenbroschüren der Deutschen Gesellschaft für Schlafforschung und Schlafmedizin (DGSM) herunter.

Wer nicht lesen mag, kann ein **Schlafseminar** besuchen. Ich war vor vielen Jahren ein Wochenende in der »Schlafschule« bei Jürgen Zulley. Der langjährige Leiter des Schlafmedizinischen Zentrums am Universitäts- und Bezirksklinikum Regensburg hat vor bald 20 Jahren die ersten Schlafseminare angeboten, seine Seminartätigkeit aber 2016 eingestellt. Was ich von damals mitgenommen habe: Es ist sehr tröstlich zu sehen, dass man nicht allein ist mit seinem Problem, sondern dass alle anderen, die mit einem im Seminarraum sitzen, ebenfalls unter den Nächten leiden. Außerdem haben die Berichte aus dem Schlaflabor etwas mit mir gemacht, etwa die Geschichte einer Patientin, die sicher war, die ganze Nacht nicht geschlafen zu haben – auch in der Nacht, die sie im Regensburger Labor verbracht hat. Ihr Schlafdiagramm zeigte aber einen gesunden Nachtschlaf, inklusive der typischen Tiefschlafphasen in der ersten Nachthälfte. Ich glaube, hätte ich das nur gelesen, ich hätte es nicht geglaubt. Von diesem Moment an habe ich wirklich kapiert, wie sehr schlafen eben auch Kopfsache ist. Und wie viel wichtiger es ist, auf das eigene Gefühl tagsüber zu achten als nachts auf die Uhr.

Sie wissen schon alles über den Schlaf, aber trotzdem wird er nicht besser? Dann würde ich über Programme beziehungsweise **Apps** nachdenken, die Sie coachen. Das Programm sleepio zum Beispiel besteht aus sechs wöchentlichen Sitzungen, mit deren Hilfe man all die Regeln für besseren Schlaf einfacher befolgen kann, weil einem ein virtueller Professor Ansagen macht. Eine Art Online-Verhaltenstherapie also. Erste Studien zeigen, dass das virtuelle Schlaftraining den Schlaf spürbar verbessert. Doch man muss sich wirklich darauf einlassen: Spätestens ab Woche drei wird es hart, denn dann wird die Zahl der Stunden begrenzt, die man im Bett verbringen darf. Am besten nimmt man die Sache auch ernst, denn das Programm ist nicht billig (nur die erste Woche ist gratis, ein Jahreszugang kostet 450 Euro).

Wann ist ein Schlafmittel sinnvoll?

Aus meiner Sicht gibt es zwei Gruppen von Menschen, die von einem Schlafmittel profitieren. Zum einen solche in Krisensituationen, wie etwa im Trauerfall oder wenn man beruflich für kurze Zeit wahnsinnig unter Druck steht. Zum anderen diejenigen, die mehr als dreimal pro Woche über mindestens vier Wochen hinweg so schlecht schlafen, dass es ihnen auch tagsüber nicht gutgeht und sie weniger leistungsfähig sind. Das ist auch der richtige Zeitpunkt, um zu Arzt oder Ärztin zu gehen. Erstens können die ausschließen, dass etwas Körperliches dahintersteckt, wie etwa eine Schilddrüsenüberfunktion. Und zweitens brauchen Sie jetzt einen Ansprechpartner für Ihr Problem, damit es nicht chronisch wird.

Sind rezeptfreie Schlafmittel unproblematisch?

Nein. Auch wenn Arzneistoffe wie Doxylamin und Diphenhydramin im engen Sinn gar nicht auf den Schlaf wirken, sondern vielmehr die Wachheit bekämpfen, indem sie den Wachmacher-Botenstoff Histamin ausschalten. Doch »eine unkritische Empfehlung für die Selbstmedikation ist entschieden abzulehnen«, so sagt es die Arzneimittelbibel Mutschler. Die Verträglichkeit sei nicht besser als die der Benzodiazepine. Die Liste möglicher Nebenwirkungen ist lang, von A wie Appetitstörungen bis Z wie Zittern. Hinzu kommen Wechselwirkungen mit vielen anderen Arzneien, die im Gehirn wirken. Für Kinder sind die genannten Schlafmittel gerade in die Verschreibungspflicht gegangen (erstaunlich, dass sie je rezeptfrei waren), und immer wieder wird diskutiert, ob das auch für Erwachsene sinnvoll wäre.

Ich finde rezeptfreie Schlafmittel vor allem deswegen problematisch, weil man sie immer wieder nachkaufen kann, auch wenn in den Beipackzetteln selbstverständlich steht, dass sie nicht für den langfristigen Gebrauch gedacht sind. Solche Mittel auf Dauer zu schlucken ist keine Lösung. Wer länger als zwei Wochen schlecht schläft, sollte etwas an seinem Verhalten ändern. Und wenn man anfängt, über den Schlaf zu lesen und sich mit ihm zu beschäftigen, passiert das fast von allein.

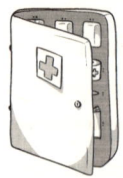

Aus dem Arzneischränkchen geplaudert

Wie man Medikamente richtig entsorgt

Die Oma meiner Kommilitonin Ariane entsorgte Tabletten grundsätzlich ins Klo. Mit dem Hinweis: Was mir hilft, kann der Umwelt ja nicht schaden. Dass Arianes Oma da falschlag, war uns Studentinnen natürlich schon 1990 klar. Wie falsch, das zeichnet sich erst nach und nach ab.

Heute weiß man, dass bestimmte Geierarten in Indien nahezu ausgestorben sind, weil die Vögel Fleisch von Rindern fraßen, die das Schmerzmittel Diclofenac bekommen hatten. Und dass Östrogene aus der Pille männlichen Regenbogenforellen schaden – sie verweiblichen. Das Gestagen Levonorgestrel beeinträchtigt bei Fröschen die Entwicklung der Schilddrüse. Und Muscheln geraten ganz durcheinander, was den Paarungstakt angeht, wenn das Grippemittel Oseltamivir in ihrer Umwelt auftaucht. Das sind nur ein paar Beispiele.

Man könnte meinen, dass nachfolgende Generationen mehr Umweltbewusstsein haben als die von Arianes Oma und nicht mehr ohne weiteres Tabletten ins Klo schmeißen. Doch es gibt Zahlen, nach denen auch 2014 fast die Hälfte der Verbraucher (47 Prozent) flüssige Arzneien wie Hustensaft in die Spüle oder das Klo geschüttet haben, ein Fünftel auch Tabletten und Co. Dass das ein großes Problem ist, haben auch die Behörden erkannt… und darauf reagiert. Nach dem Willen des *BfArM* soll künftig in jedem Beipackzettel dieser Warnhinweis stehen: »Entsorgen Sie Arzneimittel niemals über das Abwasser (z. B. nicht über die Toilette oder das Waschbecken).«

Ein guter Anfang, und ich bin sicher, da wird sich was tun. Aber die Sache ist: Selbst das, was ich ordnungsgemäß schlucke, gelangt am Ende ins Abwassersystem. Ganz egal, welches Arzneimittel ich nehme, ein gewisser Teil passiert den Körper unverändert, ein anderer landet als Stoffwechselprodukt in der Kloschüssel, und auch die können biologisch aktiv sein. Hinzu kommen Abwässer aus Pharmafabriken und all das, was Schweine, Rinder oder Hühner bekommen und was in der Gülle landet, mit der dann Felder gedüngt werden. Auf diese Weise entsteht ein Arzneistoff-Cocktail im Wasserkreislauf, der sich als ausgesprochen robust erweist. Die meisten Substanzen zerfallen nicht wie Kartoffelschalen auf dem Komposthaufen, selbst nicht nach langer Zeit.

Etwa 100 Arzneistoffe hat man bis heute in Flüssen und Seen nachgewiesen, darunter die Schmerzmittel Diclofenac und Ibuprofen, das Epilepsiemittel Carbamazepin, die Antibiotika Roxithromycin und Sulfamethoxazol sowie die Blutdruck- beziehungsweise Herzmittel Metoprolol und Sotalol. Bei allen anderen befürchte ich, dass man einfach noch nicht oder nicht mit ausreichend empfindlichen Methoden danach gesucht hat – es würde mich überraschen, wenn nicht von sehr vielen gewisse Rückstände zu finden wären. Eine ganze Reihe von Substanzen ist auch schon im Trinkwasser aufgetaucht; vor einigen Jahren wurde zum Beispiel Carbamazepin im Trinkwasser des Berliner Reichstags gefunden. Selbst wenn die gemessenen Konzentrationen mit wenigen Nanogramm pro Liter deutlich niedriger sind als im Oberflächen- und Grundwasser (und auch dort spielt sich das ganze schon im Mikrobereich ab, also ein Millionstel Gramm auf einen Liter): Ich finde es einen sehr unschönen Gedanken, dass

überall, in jedem See und in jedem Fluss, Medikamente gelöst sind. Und dass sie womöglich aus dem Wasserhahn kommen. Man muss nicht besonders weit denken, um zu begrei-
fen, dass das in puncto Resistenzentwicklung gegen
Antibiotika nicht gut sein kann. Selbst wenn Experten sagen,
Arzneimittelrückstände seien zumindest für gesunde Menschen nicht gefährlich.

Allerdings weiß man insgesamt einfach noch sehr wenig
über die Wirkungen der einzelnen Arzneistoffe beziehungsweise deren Mischungen in der Natur. Das Ganze scheint mir
ein riesiges Experiment zu sein, und nur ganz langsam zeigen
sich die wichtigsten Beteiligten: die Antibiotika Ciprofloxa-
cin, Clarithromycin, Erythromycin und Sulfamethoxazol
sowie Diclofenac, Carbamazepin und Ethinylestradiol (das
Östrogen, das in den meisten Pillen verwendet wird) hat das
Landesamt für Natur, Umwelt und Verbraucherschutz Nord-
rhein-Westfalen (LANUV) inzwischen als »hinsichtlich ihrer
ökotoxikologischen Wirkungen umweltrelevant« benannt, auf
Basis einer umfangreichen Literaturrecherche von 2007.

Aber wieso ziehen die Kläranlagen nicht wenigstens diese
Substanzen aus dem Abwasser? Ganz einfach: Gelöste Stoffe
passieren jeden Filter. Die bisher übliche mechanische, biologische und chemische Reinigung überstehen viele Arzneistoffe unverändert. Es bräuchte eine vierte Reinigungsstufe,
um ihnen beizukommen, etwa mit Ozon, das Arzneistoff-Mo-
leküle zerstören kann. Umweltschutz ist eben auch eine Frage des Geldes und der Politik, denn solche Anlagen sind teuer, und noch wird darüber gestritten, wer für sie bezahlen
soll: die Pharmaindustrie? Die Käufer der Medikamente,
etwa mit 25 Cent pro Arzneimittelpackung? Oder jeder Bür-

ger mit den Abwassergebühren? Darüber wird man wohl noch jahrelang diskutieren.

Immerhin, es gibt noch mehr Strategien, auf die gesetzt wird. Eine EU-Richtlinie schreibt inzwischen vor, bei Neuzulassungen von Arzneimitteln das Umweltrisiko zu bewerten. Dann kann die Zulassungsbehörde zumindest mit Auflagen reagieren – wie etwa beim Verhütungspflaster, für das ein Entsorgungstäschchen mitgeliefert werden muss.

Eine Arbeitsgruppe von Experten des Umweltbundesamts (UBA) und des *BfArMs* hat einen ganzen Strauß voll Handlungsmöglichkeiten »zur Minimierung des Eintrages von Humanarzneimitteln in das Rohwasser der Trinkwasseraufbereitung« entwickelt und im Jahr 2017 veröffentlicht. Ich nenne hier nur die, die mir auf Anhieb am meisten einleuchten:

– Die »Entwicklung von Ausbildungsmaterialien wie E-Learning-Module zur Wissensvermittlung zum Thema ›Arzneimittel in der Umwelt‹, welche in die Aus- und Fortbildung der Apotheker- und Ärzteschaft integriert werden«. Nur wenn Ärzte und Apotheker Bescheid wissen, kann der Umwelt-Aspekt in die Auswahl eines Arzneimittels eingehen – häufig genug gibt es ja mehrere Behandlungsoptionen.

– Die Einrichtung einer zentralen Datenbank, in der verlässliche wissenschaftliche Daten gesammelt werden, die es überhaupt erst möglich machen, das Umweltrisiko von Arzneimitteln zu bewerten.

– Die Entwicklung einer Umweltqualitätsnorm – noch gibt es nämlich gar keine verbindlichen Grenzwerte für die einzelnen Arzneistoffe; nur Vorschläge, etwa der Europäischen Kommission.

— Und die »zielgruppenspezifische Information und Aufklärung über Entsorgung von Arzneimitteln«. Auch die Verbraucher sollen Bescheid wissen. So wie Sie jetzt.

Von all diesen Ideen ist im Alltag leider noch nichts zu spüren, so mein Eindruck. Es scheint mir wieder so ein Fall zu sein, wo man als Bürger früher reagieren muss als die Behörden.

Was können wir tun? Möglichst wenige Medikamente nehmen natürlich. Das Wichtigste ist aber, wie oben gesagt: Nie, wirklich niemals Medikamente ins Klo oder in den Ausguss schütten. Falls Arzneimittel entsorgt werden müssen, dann am besten so: Wenn in Ihrer Region der Müll verbrannt wird, einfach in eine Tüte damit und gut verschließen. So sind sie sicher vor spielenden Kindern und Drogensüchtigen (gerade Schmerzmittelpflaster enthalten noch ziemlich viel Arzneistoff). Und dann ab in den Hausmüll. So ein Feuer überstehen auch die Arzneistoff-Strukturen nicht. Wird der Müll in Ihrer Region nicht verbrannt, sind die Schadstoffsammelstellen bei den Recyclinghöfen oder die mobilen Schadstoffsammelstellen zuständig. Was an Ihrem Wohnort der richtige Entsorgungsweg ist, können Sie auf der Seite arzneimittelentsorgung.de des Bundesministeriums für Bildung und Forschung nachschlagen. ✚

Kapitel 6
Meine Haus- und Reiseapotheke

Alles Wichtige
zum Mitnehmen.

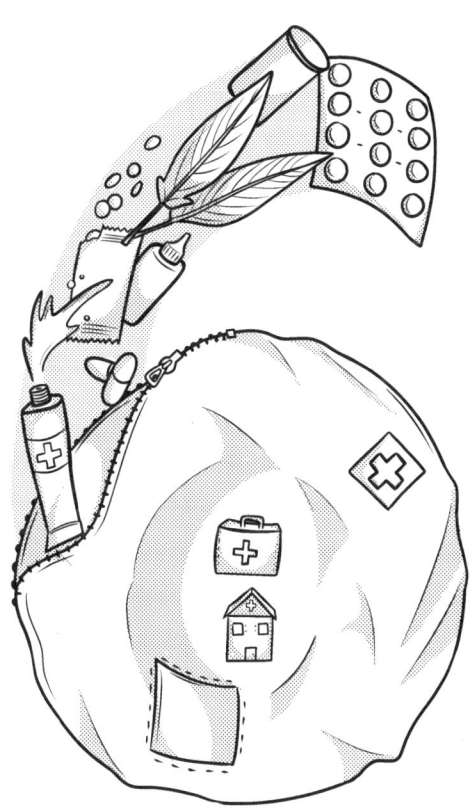

Alles Wichtige zum Mitnehmen

Dieses Buch darf nicht enden, ohne dass ich Ihnen mitgebe, welche Arzneimittel ich immer im Haus habe und welche es in mein Reisenecessaire schaffen. Ich brauche wenig. Ich habe wenig. Und zwar Folgendes:

- Mein bevorzugtes **Schmerzmittel** ist Ibuprofen. Das habe ich immer da, und ich stecke es auch mit ein, wenn ich wegfahre. Ich verwende die 200 Milligramm-Dosierung, damit ich die Tabletten gegebenenfalls auch meinen (inzwischen großen) Kindern geben kann.
- Außerdem habe ich immer ein **Salbei-Produkt** da, falls es anfängt, im Hals zu kratzen. Ideal finde ich Salbei-Lutschdragées oder *Fertigarzneimittel* mit Salbei und Thymian zum Gurgeln. Das ist auch dann super, wenn man plötzlich einen wunden Gaumen hat. Salbeitee ist ebenfalls prima, davon stecke ich auch ein, zwei einzeln verpackte Teebeutel in meinen Kulturbeutel.
- Gegen Bauchweh habe ich meist einen *Entschäumer* und **Pfefferminztee** da. Die Wärmflasche war auch schon mit im Urlaub.
- Außerdem liegt in meinem Arzneischrank für gewöhnlich ein **Hustenstiller**, bevorzugt einer zum Lutschen.
- Zum **Desinfizieren** finde ich eine (rostrote) Flüssigkeit mit Povidon-Iod besser als einen Spray, auch wenn das keine Flecken macht. Die meisten Verletzungen und Verbrennungen sind ja klein. Manche dieser Zubereitungen sind auch für Schleimhäute geeignet, also etwa bei Aphthen.

- Eine **Wund- und Heilsalbe** habe ich wirklich jederzeit griffbereit.
- An **Verbandmaterial** habe ich den jeweils vom TÜV aussortierten Verbandskasten aus dem Auto im Schrank. In den Urlaub nehme ich nur ein paar Pflaster mit.
- Im Kühlschrank liegt immer eine **Kühlkompresse**, eine weitere im Gefrierschrank.
- Gegen Juckreiz habe ich ein **Antihistaminikum** als Gel, das ich auch in meinen Kulturbeutel packe, ersatzweise eine Creme mit **Hydrokortison**. Letztere würde ich bei Sonnenbrand bevorzugen, sie hilft außerdem u. a. bei Ekzemen.
- Zu meiner Hausapotheke gehört auch ein abschwellendes **Nasenspray**.
- Und **Baldrian**, falls ich unruhig bin und nicht schlafen kann. Nie, wirklich niemals würde ich ohne Ohrstöpsel und Schlafmaske irgendwohin fahren.
- Und seit es **Heilerde** im Portionsbeutel gibt, habe ich auch davon meist ein, zwei im Waschbeutel. Damit versorge ich plötzlich erscheinende Pickel und würde auch bei Durchfall darauf zurückgreifen.
- Was ich immer mit in den Urlaub nehme, ist ein **Fieberthermometer**. Denn an einem abgelegenen Ort ist es gut zu wissen, wie ernst die Lage ist, um angemessen reagieren zu können. Weil man nicht so schnell ärztliche Hilfe bekommt wie in der Großstadt.
- Bei **Insektenrepellents** bin ich schlampig. Ich ziehe mir in der Dämmerung lieber was Langes an, als mich einzudieseln. Seit letztem Jahr besitze ich auch einen **Stichheiler**: ein Gerät, dessen Spitze aufheizt, sodass man den Insektenstich mit Hitze behandeln kann. Das

ist dasselbe Prinzip wie beim heißen Löffel, den man gerade noch anfassen kann: Wenn man ihn auf den Stich presst, zerstört die Hitze Eiweiße, die u. a. für den Juckreiz sorgen. Einer Studie der Universität Greifswald zufolge, für die Wespen-, Mücken- und Bienenstiche von 146 Strandbesuchern behandelt wurden, lindert die Hitze Schmerz und Schwellung innerhalb von zehn Minuten. Gerade wer stark schwillt, könnte profitieren, vor allem, wenn man schnell behandelt. Aber nicht erschrecken: Es wird wirklich ziemlich heiß, Verbrennungen sind möglich.

So eine lockere Haltung gegenüber Mückenstichen kann man sich natürlich nur in Regionen erlauben, in denen Mücken keine ernsten Krankheiten wie Malaria oder Denguefieber übertragen. Da sollte man sich jedes Jahr neu informieren, denn der Klimawandel lädt Krankheitsüberträger nach Europa ein. Bei Zecken mache ich es ähnlich, ich stecke beim Wandern die Hosen in die Strümpfe und gucke abends nach, ob es trotzdem eine das Bein hoch geschafft hat. Die würde ich dann mit einer Pinzette gerade nach oben herausziehen und die Stelle im Auge behalten. Falls sich die Haut innerhalb der nächsten Wochen rötet – ab zum Arzt, es könnte eine Borreliose sein.

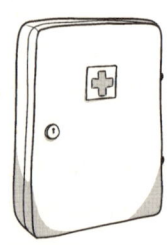

Anhang

Danksagung

Ich möchte mich bei meinem Mann bedanken, für seine umfassende Unterstützung und Hilfe nicht nur bei diesem Buchprojekt, sondern im Leben. Und bei meinen Eltern, die mich ja mal auf die Apothekerinnen- und Wissenschaftsschiene gesetzt haben vor vielen Jahren, ohne Absicht, aber mit ihrer elterlichen Kraft. Meinen zwei Kindern danke ich einfach nur, weil sie mein Leben so bereichern – na, und meinem Sohn natürlich für die Illustrationen in diesem Buch. Außerdem gebührt heißer Dank Florian Glässing, ehemals Agent bei Landwehr & Cie., denn er hatte die Idee, ein Buch zum Blog zu machen. Und Johannes Engelke, Programmleiter und mein Gegenüber beim Mosaik Verlag, mit dem ich ganz viel besprochen habe, was dieses Buch ausmacht. Weitere wichtige Figuren: die Redakteurin Ruth Wiebusch und Thomas Schmidt – danke!

Außerdem bin ich allen Expertinnen und Experten dankbar, die ich über die Jahre hinweg zu den verschiedensten Gesundheitsthemen interviewen durfte – sie haben mir wichtigen Input geliefert, auch für dieses Buch. Und nicht zuletzt möchte ich mich bei Claudia Reinen bedanken: meine erste Leserin und eine engagierte und bestens informierte Apothekerin, wie ich sie jedem wünschen würde (aber nur ein paar Hamburger haben das Glück). Sie hat mir wertvolle Hinweise gegeben, auch aus der Praxis, und war mir eine hochgeschätzte Gesprächspartnerin.

Literatur

Am häufigsten war ich für die Recherche zu diesem Buch wohl auf der Website pharmazeutische-zeitung.de. Die Pharmazeutische Zeitung ist gar keine Zeitung, sondern ein wöchentlich erscheinendes magazinartiges Heft – das Zentralorgan für die Apotheker in Deutschland, das von der Bundesvereinigung Deutscher Apothekerverbände e. V. herausgegeben wird (weil die Bundesvereinigung mal Arbeitsgemeinschaft der Berufsvertretungen Deutscher Apotheker hieß, wird sie zur allgemeinen Verwirrung ABDA abgekürzt). Ansonsten habe ich sehr viel auf der Seite der Deutschen Apotheker Zeitung (deutsche-apotheker-zeitung.de) gelesen – ebenfalls ein Fachblatt, das in fast jeder Apotheke ausliegt. Zusätzlich habe ich nach zahlreichen *Leitlinien* der unterschiedlichen Fachgesellschaften gesucht; das geht am besten auf awmf.org über die Suchmaske. Kurzfassungen (Abstracts) einzelner Studien lassen sich auf www.ncbi.nlm.nih.gov/pubmed/ finden, einer Seite der US-Gesundheitsbehörden. Die National Library of Health bietet hier einen kostenlosen Zugang zur Medizindatenbank Medline. Auf cochranelibrary.com habe ich die Übersichtsarbeiten des Wissenschaftlernetzwerks herausgesucht, die in dieses Buch eingegangen sind. Die allermeisten dieser Internet-Fundstellen habe ich gesammelt; wer es an einer bestimmten Stelle genauer wissen will: Ein Verzeichnis der Links, nach Kapiteln geordnet, finden Sie auf Seite 254 ff.

Bestimmte Informationen gibt es nicht im Internet, sondern nur in Fach- und Lehrbüchern. Der Klassiker in Sachen Arzneimittel ist in Deutschland der »Mutschler« (Mutschler et. al: Mutschler Arzneimittelwirkungen: Pharmakologie – Klinische

Pharmakologie – Toxikologie. Wissenschaftliche Verlagssgesellschaft Stuttgart. Die 11. Auflage soll etwa zeitgleich zu diesem Buch erscheinen.). Ich kann es für Laien allerdings nicht empfehlen. Besser geeignet sind da die drei Bücher zur Pflanzenmedizin, mit denen ich gearbeitet habe:

Der wirklich alles umfassende »Leitfaden Phytotherapie« (Elsevier/Urban & Fischer, 5. Auflage) wird herausgegeben vom 2015 verstorbenen *Phytotherapie-Papst Heinz Schilcher*, dessen Vorlesungen in Pharmazeutischer Biologie ich in den frühen 1990er Jahren an der Freien Universität Berlin besucht habe. Dieses Werk ist ebenfalls nicht für Laien geschrieben, aber wer es wirklich wissen will, wird sich darin ganz gut zurechtfinden. Auch weil immer wieder farbig unterlegte Merksätze und Warnhinweise zwischengeschaltet sind. Für alle, die tiefer einsteigen wollen, sind auch die vielen konkreten Rezepte etwa für Tee-Mischungen super. Und natürlich die präzisen Dosierungen, wenn man sich einen Arzneitee zubereiten möchte – für das vorliegende Buch habe ich fast alle Dosierungsangaben aus dem »Schilcher« übernommen. Und: Der »Leitfaden Phytotherapie« nennt ganz konkret die am Markt erhältlichen Präparate beim Namen und sagt auch, welche Studien zu den Produkten vorliegen – wer Fertigpräparate bevorzugt, weiß also gleich, nach welchem Mittel er in der Apotheke fragen muss. Das ist ein wirklich toller Überblick, weil nicht von den Interessen der Hersteller gesteuert. Lobend erwähnen will ich auch noch, dass es ein ganzes Kapitel zur *Phytotherapie* bei Kindern gibt. Dafür, dass dieser ganze Bereich so oft ausgespart wird (ich tue es ja auch, siehe Kapitel 2), ist das ein echtes Juwel.

Für Detailfragen zu einer speziellen Heilpflanze habe ich jeweils den »Wichtl« bemüht, den ich wie den »Mutschler«

schon als Studentin kennengelernt habe: Ein großformatiges, dickes Lehrbuch, in dem die aus Apothekersicht interessanten Pflanzen ausführlich beschrieben sind, in alphabetischer Reihenfolge und komplett mit Fotos und Formeln (»Wichtl – Heilpflanzen und Phytopharmaka«, Wissenschaftliche Verlagsgesellschaft Stuttgart, aktuell ist die 6. Auflage).

Ein weiteres Buch, auf das ich mich beziehe, ist das »Praxis-Lehrbuch Phytotherapie« von Ursel Bühring (erschienen bei Haug in der 4. Auflage). Es wendet sich bewusst auch an Laien und unterscheidet deutlich weniger zwischen traditioneller Anwendung und nachgewiesener Wirksamkeit als der »Schilcher«. Das Praxis-Lehrbuch beginnt mit einer Geschichte der Pflanzenmedizin und einem über 100-seitigen Grundlagenteil, in dem man beispielsweise erfährt, wie Heilpflanzen richtig gesammelt und ein Aromaspray mit ätherischen Ölen hergestellt wird. Nach jedem Anwendungsbereich folgt ein Repetitorium: Fragen, mit denen sich überprüfen lässt, wie viel vom jeweiligen Kapitel hängengeblieben ist. Und viele bewährte Rezepturen liefert Ursel Bühring außerdem. Die gelernte Krankenschwester ist auch Gründerin der Freiburger Heilpflanzenschule (heilpflanzenschule.de).

Ebenfalls hilfreich war mir »Arzneimittel verstehen« von Robert Schultz-Heienbrok (2018 bei Springer erschienen). Das ist kein Buch mit Tipps, wie man dieses oder jenes Zipperlein behandeln könnte. Aber wer mehr über Arzneimittel im Allgemeinen und unseren Umgang damit erfahren will und in die pharmazeutische Industrie hineinschnuppern möchte, der ist damit bestens bedient – auch als Laie, denn an diese richtet es sich.

Glossar – die wichtigsten Begriffe von A bis Z

Adsorbentien. Dazu gehören Stoffe wie Heilerde oder Kohle, die Flüssigkeit und darin befindliche Giftstoffe an sich binden. Sie kommen vor allem bei Durchfall zum Einsatz.

Ätherische Öle. Stark duftende Inhaltsstoffe von Heilpflanzen wie Eukalyptus, Kamille, Pfefferminze, Lavendel oder Meerrettich. Ätherische Öle wirken gegen Bakterien, Viren und Pilze, äußerlich angewendet oft durchblutungsfördernd und hautreizend, so wie sie auch die Schleimhaut leicht reizen, wenn man mit ihnen inhaliert. Sie können die Bronchialsekretion erhöhen und die Aktivität der Flimmerhärchen, die den Schleim abtransportieren. Innerlich angewendet wirken sie krampflösend, entzündungshemmend oder harntreibend. Ätherische Öle werden in der Pflanze in spezialisierten Ölräumen (Drüsenzellen oder -haaren) gebaut und gelagert. Darum gilt: Je kleiner geschnitten die Pflanzenteile, desto mehr dieser Sekreträume sind zerstört und desto schneller verdunstet das Öl während der Lagerung. Teebeutel sind bei Ätherisch-Öl-Drogen (Aromatika) also weniger geeignet. Ätherische Öle lösen sich ganz schlecht in Wasser, aber sehr gut in Öl. Sie verbinden sich auch mit Plastik, darum sollte man Arzneitees, die ätherische Öle enthalten, nicht in Kunststoffgefäßen aufbewahren, weil der Wirkstoffgehalt dann schnell sinkt.

Ätherische Öle haben nichts mit Ölen im Lebensmittelsinn gemein, die nennt der Apotheker fette Öle. Im Gegensatz zu diesen verdunsten ätherische Öle schnell und rückstandslos (sie sind »flüchtige Verbindungen«). Das liegt daran, dass sie aus relativ kleinen Molekülen bestehen, vor allem aus Terpenen, während die fetten Öle aus langkettigen Fettsäuren zusammengesetzt sind.

Ätherische Öle werden fast immer stark verdünnt angewendet, eben weil sie die Haut reizen und zu Allergien führen können. Sie gelangen auch über die Haut gut in den Blutkreislauf. Die medizinische Anwendung von ätherischen Ölen und Ätherisch-Öl-*Drogen* nennt man Aromatherapie. Eine gesetzlich vorgeschriebene Ausbildung für den Beruf des Aromatherapeuten gibt es nicht.

Antazida. Das sind Mittel, die Magensäure neutralisieren. Das einfachste Antazidum ist Natron. Heute kommen für gewöhnlich Mineralstoffverbindungen wie Magnesium- oder Aluminiumhydroxid zum Einsatz. Antazida wirken schnell, aber nur kurz.

Anthrachinone. Dabei handelt es sich um pflanzliche Abführmittel, die aus Aloe, Faulbaumrinde oder Sennesblättern und -früchten stammen. Sie greifen ganz gezielt und höchst effektiv in das Geschehen im Darm ein und wirken vom Prinzip her genau wie chemische Abführmittel (etwa Bisacodyl oder Natriumpicosulfat), sind aber schlechter zu dosieren.

Antihistaminika. Mittel, die den Histamin-Rezeptor blockieren. Genauer gesagt, DIE Histamin-RezeptorEN, denn es gibt unterschiedliche Typen in unserem Körper mit unterschiedlichen Funktionen.

Die H1-Rezeptoren vermitteln allergische Reaktionen (bei diesen spielt Histamin eine große Rolle), darum kommen H1-Antihistaminika bei Heuschnupfen beziehungsweise bei Allergien zum Einsatz. Vertreter der ersten Generation wie etwa Doxylamin machen so müde, dass die auch als rezeptfreie Schlafmittel genommen werden. Außerdem helfen sie bei Reisekrankheit. Mittel der zweiten Generation – typischer Vertreter ist Cetirizin – machen sehr viel weniger müde. H1-Antihistaminika gibt es nicht nur in Tablettenform; Vertreter wie Levocabastin sind auch als rezeptfreie Augentropfen und Nasensprays zu haben.

H_2-Antihistaminika wie zum Beispiel Ranitidin schalten die Wirkung von Histamin in der Magenschleimhaut aus, wo der Botenstoff für die Produktion von Magensäure sorgt. Darum helfen sie auch bei Sodbrennen. Die Mittel werden heute sehr viel weniger nachgefragt als noch vor einigen Jahren, denn inzwischen sind *Protonenpumpeninhibitoren* (PPIs) auf dem Markt.

Apothekenpflichtig. Paragraph 10 des Arzneimittelgesetzes regelt die Kennzeichnung von Arzneimitteln, schreibt also vor, was also auf der Verpackung stehen muss, damit ein Mittel verkauft werden darf. Dort heißt es unter anderem: Auf Arzneimitteln, die nur auf ärztliche, zahnärztliche oder tierärztliche Verschreibung abgegeben werden dürfen, muss der Hinweis »verschreibungspflichtig« stehen, bei sonstigen Arzneimitteln, die nur in Apotheken an Verbraucher abgegeben werden dürfen, der Hinweis »apothekenpflichtig«.

Daneben gibt es die frei verkäuflichen Arzneimittel, die auch in Drogerien verkauft werden oder in einer Apotheke vorne ausliegen, wo jeder danach greifen kann. »Frei verkäuflich« muss allerdings nicht auf der Packung stehen. Was kaum einer weiß: Auch Drogerien brauchen Fachpersonal (»gesetzlich berufene Personen«), das eine Prüfung über das »ordnungsgemäße Abfüllen, Abpacken, Kennzeichnen, Lagern und Inverkehrbringen von Arzneimitteln« abgelegt hat. Ohne dürfen sie die frei verkäuflichen Arzneimittel nicht ins Regal stellen, da ist Paragraph 50 *AMG* (*Arzneimittelgesetz*) ganz klar. Das Wort »apothekenexklusiv« für Kosmetika, die über die Apotheke vertrieben werden, ist nicht per Gesetz geregelt, sondern reine Marketingsache.

Apotheken Umschau. Ein 14-täglich erscheinendes Gesundheits-Magazin aus dem Wort & Bild Verlag in Baierbrunn bei München, das viele Apotheken ihren Kunden kostenlos mitgeben. Die Apotheken Umschau wird oft als »Rentner-Bravo« belächelt, die nur wegen des Fernsehprogramms mitgenommen wird und von den wirtschaftlichen Interessen der Pharmaindustrie durchdrungen ist.

Zu Unrecht, finde ich. Natürlich ist sie produktfreundlich und vermittelt im Subtext, dass es gegen jedes Leiden ein Mittel gibt, was so ja leider nicht stimmt. Aber: Die Artikel sind wirklich sorgfältig recherchiert, es gibt ein riesiges Expertengremium, das die Journalisten berät. Und das Magazin nennt – anders als viele vom Kiosk – keine Produktnamen im redaktionellen Bereich, auch nicht die von Anzeigenkunden, die sich das sicherlich wünschen würden. Es geht immer nur um Wirkstoffe. Ein Grund für dieses Konzept ist vermutlich, dass die Apotheken Umschau die Auswahl der Präparate dem Apotheker vor Ort überlassen und dessen Beratungskompetenz unterstützen will. Auf der Website apotheken-umschau.de findet man zu jeder Zeit was zu praktisch jedem Thema. Ich kann sie nur empfehlen, wenn es darum geht, sich einen schnellen Überblick zu einem Gesundheitsproblem zu verschaffen.

Aquaretika. Das sind harntreibende Mittel wie Goldrutenkraut oder Birkenblätter, die bei Blasenentzündungen zum Einsatz kommen, um die Harnwege durchzuspülen.

Aromatika. Heilpflanzen beziehungsweise *Drogen* mit ätherischen Ölen wie Lavendel, Thymian, Kamille oder Gewürznelke.

Arzneibuch. Die Bibel der Apotheker – eine vom Bundesinstitut für Arzneimittel und *Medizinprodukte (BfArM)* bekannt gemachte Sammlung pharmazeutischer Regeln zur *Qualität*, Prüfung, Lagerung, Abgabe und Bezeichnung von Arzneimitteln und den bei ihrer Herstellung verwendeten Stoffen. Das Arzneibuch definiert Qualitätsstandards, sagt also etwa zu jeder *Droge* in einer *Monografie*, von welcher Pflanze sie stammen muss, welche Mindestgehalte an wirksamkeitsbestimmenden Inhaltsstoffen die *Droge* haben muss, welche Verunreinigungen möglich und maximal erlaubt sind und wie man das prüft. Das Deutsche Arzneibuch (DAB) enthält nur Regeln, die im Europäischen Arzneibuch nicht enthalten sind; die europäischen Regeln ersetzen die nationalen.

Arzneibuchqualität. Die Qualität, die das Arzneibuch vorschreibt. Ganze Pfefferminzblätter beispielsweise müssen von der Mentha x piperita (der Pfefferminze) stammen und mindestens 1,2 Prozent ätherisches Pfefferminzöl enthalten, geschnittene Blätter 0,9 Prozent. Mentha arvensis (die Ackerminze) und andere Minzen wie die in Lebensmitteltees beliebte Krauseminze mit dem Spearmint-Geschmack sind nicht erlaubt. Und von der Pfefferminze wiederum nur die Blätter. Tees, die mit Heilpflanzen mit Arzneibuchqualität hergestellt wurden, werden als Arzneitees bezeichnet (im Gegensatz zu Lebensmitteltees).

Arzneimittelgesetz (AMG). Das heute geltende AMG gibt es seit 1978 – es ist eine unmittelbare Reaktion auf den Contergan-Skandal der 1960er Jahre und brachte sehr grundsätzliche Veränderungen: Seit seinem Inkrafttreten 1978 müssen die Hersteller belegen, dass ihr Produkt mehr Nutzen als Risiken hat. Nur dann wird es vom Staat (vom *BfArM*) zugelassen. Bis dahin konnte der pharmazeutische Unternehmer selbst entscheiden, was er in die Apotheken lieferte. Es war lediglich verboten, schädliche Substanzen auf den Markt zu bringen. Zweite Riesenveränderung war die Einführung der Gefährdungshaftung. Pharmazeutische Unternehmer sind seitdem haftbar für alle Schäden ihres Arzneimittels und müssen sich entsprechend versichern. Das AMG regelt aber auch jedes Detail im Verkehr mit Arzneimitteln. Wer mag, kann mal hineinlesen; das Bundesjustizministerium betreibt die Seite gesetze-im-internet.de, wo die jeweils geltende Fassung von Gesetzen einzusehen ist.

BfArM. Das Bundesinstitut für Arzneimittel und *Medizinprodukte* mit Sitz in Bonn. Es ist die oberste Arzneimittelbehörde in Deutschland und ein Teil des Gesundheitsministeriums, korrekt ist darum die Bezeichnung: Bundesoberbehörde im Geschäftsbereich des Bundesministeriums für Gesundheit. Das BfArM entscheidet, ob ein Arzneimittel eine *Zulassung* erhält oder nicht, und behält ein Produkt, sobald am Markt, kontinuierlich im Auge. Das BfArM sammelt Meldungen zu Nebenwirkungen, und jeder Betroffene kann und sollte sie dort melden, zum Beispiel über die Seite bfarm.de. Das BfArM bestimmt, ob ein Mittel aus der Rezeptpflicht entlassen wird oder wieder hineingeht. Wobei mittlerweile vieles bei der EMA geregelt wird, der European Medicines Agency. Das ist die europäische Behörde mit Sitz in London, der brexit-bedingte Umzug nach Amsterdam läuft. Ziel der Behörden ist eine hohe Arzneimittel- und damit Patientensicherheit.

Cochrane Collaboration. Dabei handelt es sich um ein weltweites Netzwerk von Wissenschaftlern zur Wirksamkeits-bewertung in der Medizin. Die Cochrane Collaboration sammelt kontinuierlich und systematisch Studien zu einer bestimmten Fragestellung, etwa: Was bringt Paracetamol bei Knie- und Hüftarthrose im Vergleich zu Placebo? Diese Daten wertet Cochrane aus – das Ergebnis wird Übersichtsarbeit beziehungsweise *Review* genannt. Eine super Sache, denn im Bereich Medizin sagt eine einzelne, womöglich kleine und vom Hersteller finanzierte Studie einfach noch nicht besonders viel aus. Ein klareres Bild ergibt sich erst, wenn man sich einen Überblick verschafft und Standards festlegt, die die zu berücksichtigen Studien erfüllen müssen.

Inzwischen gibt es über 7.500 solcher *Reviews*, die auf der Seite cochranelibrary.com für jedermann zugänglich sind (auf Englisch und Spanisch). Cochrane ist unabhängig und wird durch die Gesundheitsbehörden auf der ganzen Welt finanziert. Das Netzwerk will die Heimat der Evidenz sein. Aber: Wenn es einfach noch zu wenig Daten gibt, kann auch Cochrane keine Schlüsse ziehen, aus denen sich Empfehlungen ableiten ließen. Das ist manchmal unbefriedigend. Umgekehrt: Wenn Cochrane etwas für gesichert erklärt, kann man wirklich davon ausgehen, dass es daran nichts zu deuteln gibt. Wichtig ist mir aber auch noch dieser Hinweis: Nur weil durch Studien unzweifelhaft bewiesen ist, dass ein Medikament mehr bringt als ein Placebo, heißt das leider nicht, dass es auch bei jedem wirkt.

Droge. Der Begriff hat für Apotheker nicht vorwiegend mit Rauschmitteln zu tun, sondern er leitet sich von »trocken« her. Drogen sind durch Trocknen haltbar gemachte Pflanzenteile zur arzneilichen Verwendung. Also das, woraus man sich dann beispielsweise einen Tee macht. Wichtig dabei: Es wird nicht die ganze Pflanze (Apotheker sprechen von der »Stammpflanze«) verwendet; das Arzneibuch legt genau fest, welche Pflanzenteile zu verwenden sind. Denn normalerweise sind die relevanten Inhaltsstoffe nicht gleichmäßig verteilt, sondern stecken vor allem in bestimmten Teilen: bei Kamille zum Beispiel in den Blüten, bei Pfefferminze in den Blättern, beim Baldrian in der Wurzel und beim Spitzwegerich im Kraut, also in allen oberirdischen Pflanzenteilen.

Entschäumer. Das sind Mittel wie Dimeticon oder Simeticon, die rein physikalisch wirken. Sie zerstören Gasblasen im Magen oder Darm, was sehr wirkungsvoll gegen Blähungen sein kann.

Evidenzbasierte Medizin. Diesen Begriff kann man wohl am besten mit »nachweisgestützter Medizin« übersetzen. Er ist gerade für Deutsche schwierig, denn wir verwenden das Wort »evident« im Sinne von »offensichtlich«. Gemeint ist hier aber die englische Bedeutung von »evidence«: »Beweis«, »Beleg« oder »Nachweis«. Es geht also nicht um das Offensichtliche, Vordergründige, sondern im Gegenteil darum, ganz genau hinzugucken und sich zu fragen: Was ist wirklich wirksam, wofür gibt es überzeugende Studien? Und welche Behandlung ergibt sich daraus für den Patienten? Zugelassene pflanzliche Arzneimittel werden dabei nach denselben Kriterien bewertet wie alle anderen. Die evidenzbasierte Medizin ist im Grunde das, was wir heute als Schulmedizin bezeichnen.

Extrakt. Das ist sozusagen die Essenz einer Heilpflanze. Das Wort leitet sich vom lateinischen Wort »extrahere« ab, was so viel wie »herausziehen« bedeutet. Man zieht die interessanten Inhaltsstoffe aus der *Droge*, und zwar mit einem Lösungsmittel. Alkohol ist besonders geeignet, denn er löst sowohl die wasserlöslichen als auch die fettlöslichen Wirkstoffe und konserviert den Auszug gleich noch. Ebenfalls bewährt sind Wasser sowie verschiedene Alkohol-Wasser-Mischungen oder auch Aceton. Die Urform des Extrakts ist der Tee, aber ein Kamillen-Extrakt aus der Pharma-Fabrik enthält für gewöhnlich viel mehr Bisabolol und Co. als ein Tee, unter anderem, weil man das Verhältnis von *Droge* zu Lösungsmittel gezielt festlegen und das Lösungsmittel auf die zu lösenden Pflanzenstoffe abstimmen kann. Alkoholische und wässrige Extrakte können, so wie sie sind, als Arzneimittel eingesetzt werden (etwa Baldrian-*Tinktur*). Oder man verarbeitet sie in anderen Arzneiformen, oft in Form eines Trockenextrakts, für den man das Lösungsmittel wieder verdampft.

Fertigarzneimittel. Es handelt sich um ein Präparat, wie es aus der Fabrik kommt und in der Apotheken-Schublade liegt – im Gegensatz zu einer Salbe, die in der Apotheke hergestellt wird, oder einem Arzneitee, den man sich selbst zubereitet. Vorteil der pflanzlichen Fertigpräparate: Man erreicht für gewöhnlich höhere Konzentrationen der relevanten Inhaltsstoffe als im Tee (siehe *Extrakt*). Bittere Pflanzenstoffe lassen sich geschmacksneutral (zum Beispiel in Dragées) oder gesüßt (beispielsweise als Saft) angenehmer einnehmen. Und es ist irre bequem – so viel Tee, wie die empfohlene Tagesdosis vorsieht, kann man oft gar nicht trinken, außerdem soll man bei fast allen Heilpflanzen jede Tasse Tee frisch herstellen, was ganz schön aufwändig ist.

Fixe Kombinationen. Damit sind Arzneimittel gemeint, die aus mehreren Wirkstoffen bestehen, etwa die Kombination der Wirkstoffe ASS (Acetylsalicylsäure), Paracetamol und Koffein in Schmerztabletten. Das Konzept ist vor allem in der *Phytotherapie* sinnvoll und beliebt. Es gibt *Monografien* der *Kommission E* für zahlreiche festgelegte Mischungen, aber auch *Fertigarzneimittel*, die seit Jahrzehnten mit einer *fixen Kombination* pflanzlicher Wirkstoffe erfolgreich sind.

Flavonoide. Dabei handelt es sich um eine sehr große Gruppe von Pflanzeninhaltsstoffen, die unter anderem für die unterschiedlichen Blütenfarben sorgen. Im Körper haben sie zahlreiche Wirkungen, zum Beispiel hemmen sie Entzündungen, Viren, Bakterien und Allergien. Lange wurde dafür vor allem ihre antioxidative Wirkung verantwortlich gemacht – ihre Fähigkeit, aggressive Moleküle abzufangen. Heute zeichnet sich ab, dass viele der Effekte auf anderem Wege zustande kommen.

Gerbstoffe. Das sind Stoffe, mit denen sich aus Tierhäuten Leder herstellen lässt, indem die Gerbstoffe mit den Eiweißen in den Tierhäuten reagieren. Arzneilich genutzte Gerbstoffe stammen etwa aus Eichenrinde oder Zaubernuss (Hamamelis) und ziehen die Haut- beziehungsweise Schleimhautoberfläche ganz leicht zusammen, wodurch sie heilungsfördernd und auch entzündungshemmend wirken. Gerbstoffe stecken darüber hinaus in schwarzem und grünem Tee sowie in Rotwein.

Institut für Qualität und Wirtschaftlichkeit im Gesundheitswesen (IQWiG). Diese unabhängige wissenschaftliche Einrichtung mit Sitz in Köln sucht – vergleichbar mit *Cochrane* – aus den zu einem Thema vorhandenen Studien systematisch diejenigen heraus, die ausreichend verlässliche Ergebnisse liefern. Aus diesen Ergebnissen entsteht dann aber kein *Review* für die Öffentlichkeit, sondern ein Gutachten für den gemeinsamen Bundesausschuss. Das ist das Gremium, das in Deutschland entscheidet, ob eine Therapie von den gesetzlichen Krankenkassen bezahlt wird (dabei spielt eine große Rolle, ob sie gegenüber bereits vorhandenen einen Zusatznutzen hat). Für die Selbstmedikation spielt das IQWiG nur insofern eine Rolle, als es die Seite gesundheitsinformation.de betreibt, die wirklich vollkommen unabhängig und sehr umfassend über viele Gesundheitsthemen informiert – von A wie Abnehmen bis Z wie Zystitis (Blasenentzündung). Eine super Seite, die man immer besuchen sollte, bevor man sich von Dr. Google verunsichern lässt.

Karminativa. Mittel, die gegen Blähungen beziehungsweise beim Verdauen helfen, wie Kümmel, Pfefferminze, Fenchel oder Lavendel.

Kommission E. Die Kommission E ist ein Gremium aus Ärzten, Apothekern, Pharmakologen, Toxikologen, Statistikern und Patientenvertretern, das in der *Phytotherapie* »aufgeräumt« und sie in den Bereich der *evidenzbasierten Medizin* gerückt hat. Sie ist am *BfArM* angesiedelt. Ihre Gründung geht auf das Arzneimittelgesetz zurück – die Idee war, auch Heilpflanzen auf ihre Sicherheit und Wirksamkeit hin zu bewerten und eindeutige Vorgaben für ihre Qualität zu machen. Zwischen 1978 und 1994 hat die Kommission E 378 *Monografien* für Heilpflanzen sowie für *fixe Kombinationen* daraus veröffentlicht: Sie bezeichnen und beschreiben die jeweilige *Droge* und ihre Inhaltstoffe, benennen die Anwendungsgebiete, mögliche Gegenanzeigen (also wann man das Mittel nicht nehmen sollte), die Nebenwirkungen und Wechselwirkungen mit anderen Arzneien, außerdem die genaue Dosierung mit Tages- und Einzeldosis und die Art der Anwendung. Bei 133 *Monografien* bewerteten die Experten das Verhältnis von Nutzen und Risiko als ungünstig oder unklar, weshalb sie eine Negativ-*Monografie* veröffentlicht haben. Außerdem gab es Null-Monografien, wenn zwar keine Risiken gefunden wurden, aber auch nicht genügend Belege für eine Wirksamkeit. Die *Monografien* der Kommission E setzen bis heute weltweit einen Standard, auch wenn die Bewertung pflanzlicher Mittel inzwischen überwiegend von der 1989 gegründeten European Scientific Cooperative on Phytotherapy (ESCOP) übernommen wurde, und auch bei der European Medicines Agency (EMA) werden *Monografien* zu Heilpflanzen erstellt.

Leitlinien. Eine medizinische Leitlinie fasst die aktuelle Datenlage zur Therapie einer Erkrankung zusammen und soll vor allem Ärzten helfen, ihre Entscheidungs- und Handlungsoptionen zu überblicken und einzuordnen. Sie sind eine Art Fahrplan beziehungsweise eine Übersicht, welche Behandlung aussichtsreich ist und welche weniger. Leitlinien sind nicht bindend; Arzt oder Ärztin müssen immer noch selbst entscheiden, was sie beim einzelnen Patienten für richtig halten, sie müssen ihre Heilkunst ausüben. Auf der Seite der Arbeitsgemeinschaft der Wissenschaftlichen Medizinischen Fachgesellschaften (AWMF) unter awmf.org sind die aktuell gültigen Leitlinien für jedermann einsehbar.

Medizinprodukt, stoffliches. Das sind Mittel, die auf Anhieb eigentlich nur durch die fehlende Zulassungsnummer von Arzneimitteln zu unterscheiden sind (stattdessen tragen sie das CE-Kennzeichen und eine Registriernummer). Im Gegensatz zu Arzneimitteln wechselwirken sie aber nicht mit körpereigenen Strukturen, sondern wirken physikalisch. Gute Beispiele sind *Entschäumer*, Meerwassernasensprays oder Heilerde.

Monografie. Die ausführliche Beschreibung etwa einer Heilpflanze oder eines Arzneistoffs zum Beispiel im *Arzneibuch*.

NSAR. Das ist die Abkürzung für nichtsteroidale Antirheumatika – oft wird auch der Begriff NSAID (non-steroidal anti-inflammatory drugs) verwendet. Gemeint sind Mittel wie Ibuprofen, Diclofenac oder auch Acetylsalicylsäure, die Schmerzen und Entzündungen hemmen, indem sie das Enzym Cyclooxygenase hemmen. Der Begriff NSAR ist Jahrzehnte alt und sollte klarmachen, dass es hier nicht um Kortison und seine Abkömmlinge (eben die Steroide) geht, die – hochdosiert, wie sie in den 1950er Jahren bei Rheuma zum Einsatz kamen – schwere Nebenwirkungen hervorrufen.

Heute wird die Abkürzung aber auch für Schmerzmittel (Analgetika) verwendet, auch wenn bei denen ja längst nicht immer eine Entzündung mit im Spiel ist. Die meisten rezeptfreien Schmerzmittel sind NSARs. Abzugrenzen gilt es zu den Opiod-Analgetika wie Morphin, die insgesamt stärker wirken, aber abhängig machen können.

Phytotherapie. Lässt sich am besten mit »Pflanzenmedizin« oder »Pflanzenheilkunde« übersetzen. Sie ist sozusagen die Urmutter der Medizin, denn schon sehr lange, bevor die erste Tablette gepresst wurde, gab es Kräuterfrauen und Heilpflanzengärten in den Klöstern. Heute unterscheidet man in der Phytotherapie zwei Richtungen: Zum einen kommen traditionell angewendete Arzneimittel zum Einsatz, für die Erfahrungswerte und überliefertes Wissen eine große Rolle spielen. Andererseits gibt es die rationale Phytotherapie als Teil der Schulmedizin, die mit *Standardisierungen* arbeitet und selbstverständlich davon ausgeht, dass man eine Mindestdosis geben muss, damit eine Wirkung zu erwarten ist. Beide haben gemein, dass immer Stoffgemische zum Einsatz kommen. Isolierte pflanzliche Wirkstoffe wie etwa Digitoxin aus dem Fingerhut gegen Herzmuskelschwäche beziehungsweise Herzrhythmusstörungen, das Antibiotikum Penicillin aus Schimmelpilzen oder Theophyllin aus dem Teestrauch gegen Asthma zählen dagegen nicht zu den Phytotherapeutika. Die Idee hinter solchen Isolierungen und auch bei chemischen Abwandlungen pflanzlicher Arzneistoffe ist immer eine bessere Wirkung bei weniger Nebenwirkungen.

Phyto-Papst Heinz Schilcher. Ein Apotheker und Hochschullehrer für Pharmazeutische Biologie, der bis 2015 gelebt und sehr, sehr viel dafür getan hat, dass die *Phytotherapie* heute auch von vielen Ärzten und auf wissenschaftlicher Basis betrieben wird. Schilcher gilt als Vater der reproduzierbaren Phytopharmaka-Qualität, schon in den 1960er Jahren forderte er beispielsweise die *Standardisierung* für Pflanzenarzneien. Sein Buch »Leitfaden Phyto-Therapie« (siehe Literatur) bezeichnete er selbst als sein Lebenswerk, andere nennen es die »Bibel der *Phytotherapie*«. Reiner Zufall, dass ich damals in Berlin studiert und seine Vorlesungen gehört habe – er sprach bayrisch und andauernd von der *Kommission E*, deren Mitglied er war. Und er liebte die Kamille. Ich kann sagen, dass ich erst Jahrzehnte später begriffen habe, was der Mann geleistet hat.

Probiotika. Dies sind Zubereitungen, die lebende Mikroorganismen enthalten, wie Milchsäure- und Bifidobakterien, Enterokokken, gute Varianten von Escherichia coli und die Hefe Saccharomyces boulardii. Sie kommen zum Beispiel bei Durchfall zum Einsatz oder bei einer Neigung zu Scheidenpilz. Probiotika sind nicht zu verwechseln mit Präbiotika – das sind Substanzen wie etwa Ballaststoffe, die Bakterien besonders gern verstoffwechseln beziehungsweise futtern und die sie deswegen dazu anregen, sich zu vermehren.

Prodrugs. Das sind Substanzen, aus denen erst im Körper die arzneilich wirksamen Varianten entstehen – bei den *Anthrachinonen* (gegen Verstopfung) zum Beispiel müssen erst noch die Darmbakterien ein Zuckermolekül abspalten, damit die aktiven Anthrone beziehungsweise Anthranole entstehen. Solche Mechansimen verzögern unter Umständen den Wirkungseintritt.

Protonenpumpenhemmer (PPI). Das sind Mittel gegen zu viel Magensäure, die die Protonenpumpe lahmlegen – ein Enzym in den Belegzellen der Magenschleimhaut, wo die Magensäure gebildet wird. PPIs sind stark und lang wirksam, da sie das Enzym irreversibel ausschalten. Sie haben die Behandlung von Sodbrennen beziehungsweise der Refluxkrankheit revolutioniert, werden aber heute viel zu unbekümmert genommen.

Qualität eines Arzneimittels. Hier zitiere ich aus dem Arzneimittelgesetz, Paragraph 4, »Sonstige Bestimmungen«: Die Qualität ist die Beschaffenheit eines Arzneimittels, die nach Identität (also: Ist es auch wirklich das, was draufsteht?), Gehalt, Reinheit (welche Verureinigungen sind enthalten?), sonstigen chemischen, physikalischen, biologischen Eigenschaften oder durch das Herstellungsverfahren bestimmt wird. Die Erklärungen in den Klammern stehen so natürlich nicht im Gesetz.

Review. Das ist eine Übersichtsarbeit, die die zu einer Fragestellung bisher veröffentlichten Studien auswertet und darum mehr Aussagekraft hat als eine einzelne Untersuchung.

Saponine. Es handelt sich um Pflanzeninhaltsstoffe ganz unterschiedlicher Struktur, die einen stabilen Schaum bilden, wenn man sie mit Wasser schüttelt. Die Pflanze verteidigt sich mit diesen seifenartigen Stoffen gegen Fressfeinde; wir setzen sie u. a. zum Schleimlösen ein.

Schleimstoffe. Das sind arzneilich wirksame Stoffe in Pflanzen, die vor allem eines können: Wasser aufnehmen beziehungsweise einlagern. Darum kommen sie bei Husten sowie als Schutzschicht für Magen und Darm zum Einsatz. Typische Schleimstoffdrogen sind Eibisch und Leinsamen.

Sitzbad. Ein flaches Bad, in dem man sitzt. Ideal, um die Anal- und die Genitalregion zu behandeln. Kann man in der Badewanne machen, im Bidet, in einer Sitzbadewanne oder mit Hilfe eine Sitzbadfolie. Auch ein großer blauer Müllbeutel, den man über die Toilettenbrille zieht, kann ein Sitzbad ermöglichen.

Standardisieren. Das ist ein Begriff aus der *Phytotherapie*. Pharmazeutische Hersteller standardisieren ihre *Extrakte*, das heißt, sie legen einzelne wirksamkeitsbestimmende Inhaltsstoffe aus dem meist riesigen Stoffgemisch in der Pflanze fest und prüfen dann bei jeder einzelnen Herstellungscharge, ob die geforderte Menge enthalten ist. Gegebenenfalls wird so mit anderen Chargen gemischt, dass der vorgegebene Wert erreicht wird. Das Stichwort »standardisiert« ist so etwas wie ein Gütesiegel pflanzlicher Mittel, denn nur standardisierte Pflanzenarzneien sind reproduzierbare Phytopharmaka. Man sollte immer danach gucken, denn gerade in der Drogerie sind längst nicht alle Mittel standardisiert.

Tagessedativa. Das sind (pflanzliche) Mittel, die beruhigen, ohne müde zu machen, wie etwa die Passionsblume. Nachtsedativa wie Hopfen machen müde, beim Baldrian ist die Zuordnung nicht so klar.

Tinktur. Ein *Extrakt*, der direkt als Arzneimittel verwendet wird.

Traditionelle pflanzliche Arzneimittel. Diese Mittel kann man von den zugelassenen, meist standardisierten Phytotherapeutika abgrenzen. Bei ihnen wurde kein Nutzen-Risiko-Verhältnis ermittelt, ihre Wirksamkeit ist nicht belegt – meist liegen gar nicht ausreichend Studien vor, um beim *BfArM* eine *Zulassung* zu beantragen. Die Registrierung als traditionelles pflanzliches Arzneimittel ist allerdings nur dann möglich, wenn der Hersteller beweisen kann, dass das Mittel seit mindestens 30 Jahren – davon mindestens 15 Jahre in einem EU-Mitgliedstaat – verwendet wird und Erfahrungen damit gesammelt werden konnten. Registrierungen sind nicht nur bei pflanzlichen Arzneimitteln möglich, das *Arzneimittelgesetz* sieht sie auch für die Homöopathie oder die anthroposophische Medizin vor. Ganz salopp gesagt ist das Motto dieser registrierten Arzneimittel: Sie nützen vielleicht nicht, aber sie schaden auch nicht. Letzteres muss der Hersteller nachweisen.

Tranquilizer. Dabei handelt es sich um ein (chemisch definiertes) Beruhigungs- beziehungsweise Schlafmittel.

Verfallsdatum. Es besagt, dass der Hersteller bis zu diesem Zeitpunkt für die Wirksamkeit, Qualität und Unbedenklichkeit seines Produkts haftet – und damit in der Regel einen Wirkstoffgehalt von mindestens 90 Prozent der angegebenen Milligrammzahl garantiert. Bei *Fertigarzneimitteln* in Verpackungen, aus denen man sich mehrmals bedient (wie zum Beispiel Augentropfen im Fläschchen), gibt es zusätzlich die Verbrauchsfrist. Das ist die Haltbarkeit nach Anbruch beziehungsweise nach der Zubereitung (etwa bei Antibiotikasäften, die man selbst aus einem Pulver herstellt).

Virustatika. Virushemmende Mittel wie Aciclovir und Penciclovir. Sie wirken umso besser, je früher sie zum Einsatz kommen.

Zulassung. Muss jedes Arzneimittel laut *Arzneimittelgesetz* haben, um in den Verkehr gebracht zu werden, also um die Pharmafabrik überhaupt Richtung Großhändler zu verlassen. Wird vom *BfArM* erteilt.

Quellen

Alle Links wurden zuletzt abgerufen am 04.07.2019.

Kapitel 1: Schmerz lass nach!

Kopfweh, Zahnschmerzen und Co.

https://www.zeit.de/wissen/gesundheit/2018-01/schmerzmittel-ibuprofen-aspirin-gesundheit
https://www.pharmazeutische-zeitung.de/2018-05/kater-kopfschmerz-was-hilft-und-was-nicht/

Schmerzmittel einfach einwerfen?

https://www.deutsche-apotheker-zeitung.de/daz-az/2009/daz-43-2009/schmerzmittel-fataler-einsatz-im-breitensport
https://www.praxis-kuester.de/downloads/presse/MMW_Analgetika_Marathon.pdf
https://www.pharmazeutische-zeitung.de/ausgabe-162015/ema-ausschuss-warnt-vor-hohen-ibuprofen-dosen/
http://www.schmerzklinik.de/wp-content/uploads/2009/02/295-314.pdf
https://www.deutsche-apotheker-zeitung.de/news/artikel/2012/01/27/bfarm-bekraeftigt-forderung-nach-rezeptpflicht-fuer-analgetika-grosspackungen
https://www.bundesgesundheitsministerium.de/fileadmin/Dateien/5_Publikationen/Drogen_und_Sucht/Berichte/Kurzbericht_RKI_II.pdf
https://www.deutsche-apotheker-zeitung.de/news/artikel/2018/06/08/bundesrat-stimmt-warnhinweisen-fuer-otc-analgetika-zu
https://www.pharmazeutische-zeitung.de/ausgabe-272008/der-tod-kommt-langsam/
https://www.pharmazeutische-zeitung.de/inhalt-19-2002/pharm2-19-2002/
https://www.deutsche-apotheker-zeitung.de/daz-az/2002/daz-21-2002/uid-6074
https://www.akdae.de/Arzneimittelsicherheit/Bekanntgaben/Archiv/2013/20130722.html

https://www.pharmazeutische-zeitung.de/ausgabe-362018/diclofenac-ein-coxib-undercover/
https://www.pharmazeutische-zeitung.de/2018-09/orales-diclofenac-experten-fordern-verschreibungspflicht/
https://www.umweltbundesamt.de/daten/chemikalien/chemikalienwirkungen#textpart-3

Eine oder zwei? Schmerzmittel richtig dosieren

https://www.presseportal.de/pm/44171/3962595
https://www.gesundheitsinformation.de/rezeptfreie-schmerzmittel-sicher-anwenden.2321.de.html?part=meddrei-ld
https://www.klinikum.uni-heidelberg.de/Pressemitteilungen.136514.0.html?&no_cache=1&tx_ifabprins_pressmanagement%5Bid%5D=5092&tx_ifabprins_pressmanagement%5Baction%5D=show&tx_ifabprins_pressmanagement%5Bcontroller%5D=PressManagement&cHash=a82b4678a9cd13b42dfb2d830c2426f7

Kopfschmerzen – Was hilft gegen den Brummschädel?

https://www.dgn.org/leitlinien/3019-ll-56-ll-therapie-des-episodischen-und-chronischen-kopfschmerzes-vom-spannungstyp
https://www.pharmazeutische-zeitung.de/ausgabe-102016/nsar-und-triptane-in-der-selbstmedikation/
https://www.deutsche-apotheker-zeitung.de/news/artikel/2018/07/19/bei-migraene-lieber-naratriptan-oder-almotriptan/chapter:2

Umgeknickt und so – Mittel bei Sportverletzungen und Gelenkbeschwerden

https://www.leitlinien.de/mdb/downloads/nvl/kreuzschmerz/kreuzschmerz-2aufl-vers1-lang.pdf
https://www.cochrane.org/de/CD007402/topische-nicht-steroidale-entzundungshemmende-medikamente-nsaids-fur-akute-muskuloskelettale
https://www.pharmazeutische-zeitung.de/ausgabe-51522008/beinwellwurzel-wirksamer-als-diclofenac/
https://www.awmf.org/uploads/tx_szleitlinien/033-004l_S2k_Gonarthrose_2018-01_1.pdf

https://www.pharmazeutische-zeitung.de/ausgabe-052018/knorpel-
und-knochen-in-bedraengnis/
https://www.deutsche-apotheker-zeitung.de/daz-az/2013/daz-35-2013/
unter-die-haut
https://www.ugb.de/ernaehrungsplan-praevention/saeure-basen-
haushalt/

Jeden Monat dasselbe – Regelschmerzen

https://www.pharmazeutische-zeitung.de/dysmenorrhoe-hat-viele-
ursachen/
https://www.cochranelibrary.com/cdsr/doi/10.1002/14651858.
CD001751.pub3/full
https://www.cochranelibrary.com/cdsr/doi/10.1002/14651858.
CD009402.pub2/full
https://www.ncbi.nlm.nih.gov/pubmed/22261128

Kapitel 2: Hatschi, Schneuz und Schnief

Phase 1 – Es kratzt im Hals

https://www.degam.de/files/Inhalte/Leitlinien-Inhalte/Dokumente/
DEGAM-S3-Leitlinien/Leitlinien-Entwuerfe
/053-010_Halsschmerzen/LL-14_Langfassung_ZD.pdf

Phase 2 – Die Erkältung ist da

https://www.grippostad.de/wissenswertes/posts/2018/november/1-
grippostad-erkaeltungsfakt
https://www.cochranelibrary.com/cdsr/doi/10.1002/14651858.
CD009612.pub2/full
https://www.deutsche-apotheker-zeitung.de/news/artikel/2016/11/25/
kaum-evidenz-aber-viel-erfahrung-fuer-nasenspray-und-co/chapter:1
https://www.pharmazeutische-zeitung.de/besser-unkonserviert/
https://www.degam.de/files/Inhalte/Leitlinien-Inhalte/Dokumente/
DEGAM-S2-Leitlinien/053-012_Rhinosinusitis%20(S2k)/017-
049_053-012l_Rhinosinusitis_18-12-17.pdf
https://www.allergieinformationsdienst.de/krankheitsbilder/
hausstaubmilbenallergie/verbreitung.html
https://www.klinikum.uni-heidelberg.de/Phytomedizin-Traditionelles-
Wissen-modern-genutzt.109013.0.html?&L=0

https://www.aerzteblatt.de/archiv/205232/Arzneimitteltherapie-bei-Kindern-Sicherheit-sollte-Massstab-der-Nutzenbewertung-sein
https://www.aerzteblatt.de/archiv/26115/Klinische-Studien-Arzneimittelsicherheit-auch-fuer-Kinder
https://www.vfa.de/embed/kinder-und-jugendliche-in-klinischen-studien-broschuere.pdf
https://www.deutsche-apotheker-zeitung.de/news/artikel/2016/10/06/ema-erteilt-dritte-puma-zulassung

Phase 3 – Husten

https://www.degam.de/files/Inhalte/Leitlinien-Inhalte/Dokumente/DEGAM-S3-Leitlinien/Leitlinien-Entwuerfe/053-013_Husten/Langfassung_Leitlinie_Husten_20140323.pdf
https://www.pharmazeutische-zeitung.de/ausgabe-042017/pharmacon-schladming-2017/evidenzbasierte-empfehlungen/
https://www.pharmazeutische-zeitung.de/ausgabe-51522017/honey-only/
https://www.rki.de/DE/Content/Infekt/EpidBull/Archiv/2017/Ausgaben/21_17.pdf?__blob=publicationFile
https://www.pharmazeutische-zeitung.de/ausgabe-332018/defizite-erkennen-und-gezielt-beraten/
https://www.apotheke-adhoc.de/nachrichten/detail/pharmazie/beipackzettel-sammlung-von-zufaellen-nebenwirkungen/
http://www.forschung-patientenorientierung.de/files/abschlussbericht_patientenpraeferenzen_final.pdf
https://www.mpib-berlin.mpg.de/de/presse/2018/10/beipackzettel-informationen-zu-nebenwirkungen-verwirren-patienten
https://www.apotheken-umschau.de/Medikamente/Nebenwirkungen-Was-Sie-wissen-sollten-545975.html
https://www.aponet.de/wissen/arzneimitteldatenbank/arzneimittel/beipackzettel-verstehen.html
https://www.wido.de/fileadmin/Dateien/Dokumente/Publikationsdatenbank/wido_arz_mat_53_2005_packungsbeilagen.pdf

Kapitel 3: Signale aus der Körpermitte

Nicht können auf dem Klo – Verstopfung

https://www.awmf.org/uploads/tx_szleitlinien/021-0191_S2k_
Chronische_Obstipation_2013-06-abgelaufen.pdf
https://www.pharmazeutische-zeitung.de/ausgabe-182018/
zuverlaessige-hilfe-bei-darmproblemen/
https://www.pharmazeutische-zeitung.de/ausgabe-022011/
beratungswissen-magen-darm-trakt/ballaststoffe-reichen-mitunter-
nicht/
https://www.cochrane.org/CD007570/COLOCA_polyethylene-glycol-
should-be-used-in-preference-to-lactulose-in-the-treatment-of-
chronic-constipation
https://www.pharmazeutische-zeitung.de/ausgabe-132008/laxantien-
den-traegen-darm-ankurbeln/
https://www.pharmazeutische-zeitung.de/ausgabe-182018/
zuverlaessige-hilfe-bei-darmproblemen/
https://www.pharmazeutische-zeitung.de/ausgabe-022011/
beratungswissen-magen-darm-trakt/ballaststoffe-reichen-mitunter-
nicht/
https://www.cochrane.org/CD007570/COLOCA_polyethylene-glycol-
should-be-used-in-preference-to-lactulose-in-the-treatment-of-
chronic-constipation
https://www.dgvs.de/wp-content/uploads/2016/11/Leitlinie_
Reizdarmsyndrom.pdf
https://www.zdf-werbefernsehen.de/fileadmin/user_upload/zdfwerb/
pdf/preisliste/preisliste_2016.pdf
http://www.gd-online.de/german/veranstalt/images2018/22.GD_
JT_2018_ABSTRACTS_Rechtsfragenl_G_Middeler.pdf
https://www.deutsche-apotheker-zeitung.de/news/artikel/2017/01/25/
zertifizierungsengpass-bei-meerwassernasensprays-und-co-
befuerchtet
https://www.bvmed.de/de/recht/was-sind-medizinprodukte

Extrem unangenehm – Durchfall

https://www.pharmazeutische-zeitung.de/ausgabe-292012/
reisediarrhoe-haeufigstes-problem-auf-fernreisen/
https://www.apotheken-umschau.de/Durchfall/Durchfall-Diarrhoe-
Therapie-11862_4.html
https://www.apotheken-umschau.de/Durchfall/Durchfall-Helfen-
Salzstangen-und-Cola-103951.html

http://www.bfarm.de/SharedDocs/Downloads/DE/Arzneimittel/
Pharmakovigilanz/Gremien/Verschreibungspflicht/64Sitzung/
Anlage2.pdf?__blob=publicationFile&v=2
https://de.wikipedia.org/wiki/Loperamid
https://de.wikipedia.org/wiki/Racecadotril
https://www.pharmazeutische-zeitung.de/ausgabe-212013/racecadotril-
als-otc-praeparat/
https://www.ncbi.nlm.nih.gov/pubmed/21069673

Magenschmerzen, Bauchkrämpfe, Blähungen und was dagegen hilft

https://www.deutsche-apotheker-zeitung.de/news/artikel/2018/09/20/
konkurrenz-ruehrt-werbetrommel/chapter:2
https://www.deutsche-apotheker-zeitung.de/news/artikel/2018/09/12/
bayer-knickt-ein-iberogast-packungsbeilage-wird-geaendert

Hilfe, Feuer! Sodbrennen und die Gegenmittel

https://www.pharmazeutische-zeitung.de/ausgabe-232011/pharmacon-
meran-2011/richtig-beraten-bei-magenbeschwerden/
https://www.pharmazeutische-zeitung.de/ausgabe-322013/
protonenpumpenhemmer-magensaeureblocker-im-breiten-einsatz/
https://docplayer.org/21321678-Selbstmedikation-bei-erkrankungen-
des-magen-darm-trakts.html
https://www.pharmazeutische-zeitung.de/ausgabe-022011/otc-spezial-
beratungswissen-magen-darm-trakt/sodbrennen-rueckstoss-in-die-
einbahnstrasse-stoppen/
https://jamanetwork.com/journals/jamaotolaryngology/article-
abstract/2652893
https://www.aponet.de/service/nai/2016/12a/sodbrennen-oder-
herzinfarkt.html

Po-Probleme – Hämorrhoiden und so

https://www.welt.de/gesundheit/article165589402/Wie-gefaehrlich-ist-
der-Stoff-der-Zahnpasta-hell-macht.html
https://www.nanopartikel.info/nanoinfo/materialien/titandioxid/
verhalten-titandioxid/940-verhalten-in-der-umwelt
https://www.deutsche-apotheker-zeitung.de/daz-az/2013/daz-28-
2013/moeglichkeiten-und-grenzen-der-selbstmedikation-bei-
haemorrhoiden

https://www.awmf.org/uploads/tx_szleitlinien/081-0071_S3_
    Haemorrhoidalleiden_2019-04_1.pdf
https://www.pharmazeutische-zeitung.de/ausgabe-282011/
    beratungswissen-tabuerkrankungen/problemzone-po/
https://www.pharmazeutische-zeitung.de/ausgabe-182016/
    haemorrhoiden-frueh-diagnostizieren/
https://www.pharmazeutische-zeitung.de/ausgabe-272014/viel-
    erfahrung-wenig-evidenz/
https://www.welt.de/gesundheit/article129854224/Das-merkwuerdig-
    kurze-Leben-der-Medikamente.html
https://www.deutsche-apotheker-zeitung.de/daz-az/2011/daz-50-2011/
    haltbarkeit-von-arzneimitteln

»Es brennt, es zieht, ich muss mal!« – Blasenentzündungen

https://www.awmf.org/uploads/tx_szleitlinien/043-044l_S3_
    Harnwegsinfektionen_2017-05.pdf
https://www.bmj.com/content/351/bmj.h6544
https://www.tagesspiegel.de/wissen/was-tun-bei-blasenentzuendung-
    schmerzmittel-statt-antibiotika/13386722.html
https://medizin-aspekte.de/6018-harnwegsinfekte_10717/
https://ptaforum.pharmazeutische-zeitung.de/ausgabe-062011/neues-
    zum-einsatz-von-antibiotika/
https://www.ptaheute.de/index.php?id=4449
https://www.cochranelibrary.com/cdsr/doi/10.1002/14651858.
    CD001321.pub5/full

Kapitel 4: Die Haut – Geschnitten oder geschürft?

https://onlinelibrary.wiley.com/doi/full/10.1111/jdv.15157
https://www.allergieinformationsdienst.de/aktuelles/news/news/
    article/trockene-haut-weit-verbreitet.html
https://www.ncbi.nlm.nih.gov/pubmed/29989340
https://www.deutsche-apotheker-zeitung.de/daz-az/2011/daz-
    6-2011/harnstoff-in-dermatologie-und-kosmetik

Mitten im Gesicht – Herpes

https://www.bmbf.de/de/90-prozent-der-deutschen-tragen-die-herpes-
    simplex-viren-vom-typ-1-in-sich-4310.html
https://www.ncbi.nlm.nih.gov/pubmed/18693101

https://www.ncbi.nlm.nih.gov/pubmed/6438572

https://www.klinikum.uni-heidelberg.de/ShowSingleNews.176.0.
html?&no_cache=1&tx_ttnews%5Btt_news%5D=4236&cHash
=9f06b1584f046aa47ce5c1291620d05a

https://www.gesundheitsinformation.de/wie-gut-helfen-cremes-und-
tabletten-bei.2604.de.html?part=behandlung-bz

https://www.deutsche-apotheker-zeitung.de/daz-az/2008/daz-21-
2008/docosanol-beschleunigt-abheilung

https://www.gesundheitsinformation.de/wie-gut-helfen-cremes-und-
tabletten-bei.2604.de.html?part=behandlung-bz

https://www.pharmawiki.ch/wiki/index.php?wiki=Lysin

https://www.deutsche-apotheker-zeitung.de/news/artikel
/2018/11/22/blaeschenalarm-schmieren-gegen-lippen
herpes/chapter:1

https://www.pharmazeutische-zeitung.de/ausgabe-502013/
ein-psycho-viraler-teufelskreis/

https://www.apotheken-umschau.de/Lippenherpes

https://www.ncbi.nlm.nih.gov/pubmed/20851499

https://www.cochrane.org/CD010095/SKIN_measures-preventing-
cold-sores

https://www.hilft-bei-herpes.de/belege-f%C3%BCr-die-wirksamkeit-
von-l-lysin-bei-hsv1/

https://www.ncbi.nlm.nih.gov/pubmed/6153847

https://books.google.de/books?id=GpymBgAAQBAJ&pg=
PA35&lpg=PA35&dq=zovirax+otc+switch&source=
bl&ots=pE0r4gOoqB&sig=ACfU3U1oiGO5CvDt9KO
1rc2DuVsB0qs8xw&hl=de&sa=X&ved=2ahUKEwixy
8SC5IjgAhVGIlAKHdR4BP0Q6AEwCXoECAoQAQ#
v=onepage&q=zovirax%20otc%20switch&f=false

Ätzende Langzeitgäste –
Fuß- und Nagelpilz

https://www.aerztezeitung.de/medizin/krankheiten/
infektionskrankheiten/mykosen/article/421000/nur-anwendung-
fusspilz-verschwindet.html

https://www.apotheken-umschau.de/Fusspilz

https://www.apotheken-umschau.de/Nagelpilz

https://www.deutsche-apotheker-zeitung.de/daz-az/2012/daz-45-2012/
wettstreit-der-nagellacke

https://www.apotheke-adhoc.de/nachrichten/detail/markt/mueller-
eroeffnet-mit-eucerin-bepanthol-co-apothekenkosmetik/

Kapitel 5: »Ich komm nicht runter!«

https://www.ncbi.nlm.nih.gov/pubmed/28329370
https://www.ncbi.nlm.nih.gov/pubmed/25061767
https://www.ncbi.nlm.nih.gov/pubmed/27763987
https://www.ncbi.nlm.nih.gov/pubmed/21397868
https://www.pharmazeutische-zeitung.de/beipackzettel-soll-
entsorgungshinweis-enthalten/
https://www.pharmazeutische-zeitung.de/ausgabe-492011/wie-belastet-
ist-unser-wasser/
https://www.aerzteblatt.de/nachrichten/73121/Experten-warnen-
Arzneimittel-nicht-in-die-Toilette-werfen

Kapitel 6: Meine Haus- und Reiseapotheke

https://www.dovepress.com/the-use-of-concentrated-heat-after-insect-
bitesstings-as-an-alternativ-peer-reviewed-article-CCID

Register